SUR

L'HYDROTHÉRAPIE

PAR

Le D' Fernand BOTTEY

MÉDECIN DE L'ÉTABLISSEMENT HYDROTHÉRAPIQUE DE DIVONNE-LES-BAINS (AIN)
ANCIEN INTERNE DES HÔPITAUX DE PARIS
MEMBRE DE LA SOCIÉTÉ D'HYDROLOGIE MÉDICALE
MEMBRE DE LA SOCIÉTÉ MÉDICO-PRATIQUE
MEMBRE CORRESPONDANT DE LA SOCIÉTÉ ANATOMIQUE

PARIS

O. BERTHIER

104 BOULEVARD SAINT-GERMAIN, 104.

1880

ÉTUDES MÉDICALES

SUR

L'HYDROTHÉRAPIE

DU MÊME AUTEUR :

Le « Magnétisme animal », étude critique et expérimentale sur l'Hypnotisme, ou sommeil nerveux, provoqué chez les *sujets sains* (léthargie, catalepsie, somnambulisme, suggestions, etc.), in-18, de 300 p. Paris, 1884. Plon et Nourrit, édit.

Considérations sur une variété nouvelle de luxation de l'épaule (Luxation en arrière et en bas, ou rétro-axillaire). A. Parent, 1884.

La Sorcellerie dans le Béarn. *Progrès médical*, 1882.

Du traitement des chancres simples et des bubons chancreux, par l'emploi de l'acide pyrogallique. *Annales de dermatologie*, 1883.

Considérations sur un cas d'obstruction intestinale, datant de dix-huit jours, levée par l'électricité faradique. *Progrès médical*, 1884.

Note sur la sialorrhée d'origine nerveuse. *Bulletin de la Société de biologie*, 1884.

Note sur les suggestions provoquées à l'état de veille chez les sujets hypnotisables. *Bull. de la Société de biologie*, 1884.

Communications diverses à la Société anatomique : Abcès alvéolaire du foie, 1881. — Luxation des vertèbres cervicales par flexion forcée de la tête, 1882. — Luxation de la 5e vertèbre cervicale sur la 6e par extension exagérée de la tête, 1882. — Tumeur stéatomateuse à coque calcifiée du ventricule gauche du cœur, 1884. — Lithiase rénale phosphatique d'origine myélopathique, 1884.

L'Hydrothérapie à Divonne-les-Bains, 1880.

ÉTUDES MÉDICALES

SUR

L'HYDROTHÉRAPIE

PAR

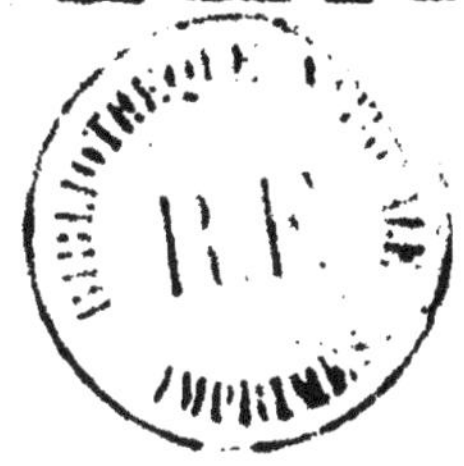

Le D͏ʳ Fernand BOTTEY

MÉDECIN DE L'ÉTABLISSEMENT HYDROTHÉRAPIQUE DE DIVONNE-LES-BAINS (AIN)
ANCIEN INTERNE DES HÔPITAUX DE PARIS
MEMBRE DE LA SOCIÉTÉ D'HYDROLOGIE MÉDICALE
MEMBRE DE LA SOCIÉTÉ MÉDICO-PRATIQUE
MEMBRE CORRESPONDANT DE LA SOCIÉTÉ ANATOMIQUE

———◆———

PARIS

O. BERTHIER

104 BOULEVARD SAINT-GERMAIN, 104.

—

1886

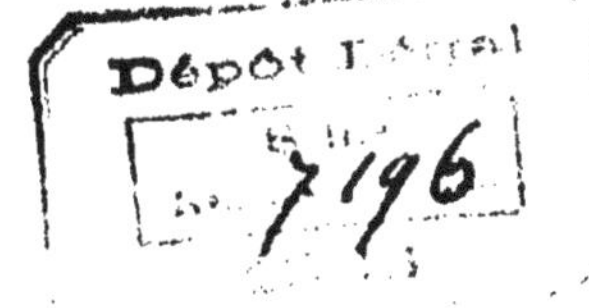

INTRODUCTION

S'il est une branche de l'art de guérir qui, merveilleuse dans ses résultats pratiques, soit encore trop souvent complexe dans ses interprétations théoriques, c'est assurément la médication par l'eau froide.

Certes, grâce aux travaux de Fleury, de Beni-Barde, de Winternitz, de P. Delmas et de bien d'autres, la thérapeutique hydrologique repose désormais sur des bases qui n'ont rien à envier à beaucoup d'autres méthodes curatives. Est-ce à dire, pour cela, que la lumière soit entièrement faite et que les notions acquises aient atteint leur dernier degré de perfectibilité?

Bien des obscurités règnent encore, résultat de la tradition dont on n'a pas pu se dégager, autant que des faits que l'on n'a pas toujours suffisamment observés.

C'est pourquoi nous pensons qu'en ces matières chacun doit apporter sa pierre à l'édifice. Si restreint que soit un concours, si celui-ci peut avoir pour résultat de rendre une formule plus précise, de fixer d'une façon plus claire une induction expérimentale, l'effort n'aura pas été stérile, et le but, dans tous les cas, même s'il n'est pas réalisé, n'en saurait être blâmable.

Ces simples considérations nous ont engagé à publier ce modeste travail, dont la seule prétention est d'essayer de fournir quelques indications aussi pratiques que possible sur certains procédés hydriatriques.

Dans une première partie, nous étudierons la douche froide *très courte*, que nous considérons comme un procédé tonique et reconstituant au premier chef, et indirectement sédatif.

La deuxième partie sera consacrée à la douche écossaise, qui peut produire, suivant son application, des effets soit révulsifs et analgésiques, soit révulsifs et toniques, soit sédatifs directs.

Enfin, nous terminerons, dans une troisième partie, par la relation d'une observation pratique dans laquelle une des formes de la gymnastique médicale suédoise, associée à l'hydrothérapie, a joué un rôle efficient des plus considérables.

PREMIÈRE PARTIE

DE LA DOUCHE FROIDE TRÈS COURTE

DE LA DOUCHE FROIDE TRÈS COURTE

CHAPITRE PREMIER

DE L'HYPOTHERMIE PRODUITE PAR LA DOUCHE FROIDE TRÈS COURTE ET DES EFFETS DE LA FRICTION CONSÉCUTIVE.

La température du corps est abaissée par l'action du froid. Fleury a démontré qu'une immersion ou une douche générale, suffisamment prolongée (vingt-cinq minutes à une heure), dans de l'eau de 14 à 10°, pouvait abaisser la température animale, prise sous la langue, de 4°. Pendant les quelques minutes (10 à 15) qui suivent l'immersion, la température du corps, quelle que soit celle de l'atmosphère ambiante, baisse encore de quelques dixièmes de degré (4 à 9 dixièmes). Ces phénomènes sont suivis de la *réaction*, qui ramène plus ou moins rapidement la température à ses chiffres primitifs et physiologiques (1).

D'autre part, le Dr P. Delmas (de Bordeaux), dans une série d'expériences sur l'action physiologique des

(1) *Traité d'hydrothérapie*, 1875, p. 143.

basses températures, a obtenu les résultats suivants :
Une application d'eau froide (de 10 à 15°) en pluie, en
jet généralisé ou en cercles, pendant une durée de
cinq minutes (1), produisait un abaissement de la température animale variant de 0°,2 à 0°,5, et se montrait
soit immédiatement après la douche, soit dans une période de temps pouvant aller jusqu'à trente-cinq minutes. Puis, peu à peu, en deux ou trois heures, la température s'élevait pour arriver au point de départ normal, sans l'atteindre toutefois dans la majorité des cas.

Une douche en cercle à 12°,5, de trois minutes de
durée, a abaissé la température de 0°,9, aussitôt après
l'opération. Au bout d'une heure et demie, la chaleur
animale était revenue à son point de départ ; au bout
de deux heures et quinze minutes, elle était même dé-
passée d'un dixième de degré (2).

Dans une autre expérience, quarante-cinq minutes
après l'application, pendant deux minutes, d'une douche
à 12 degrés, on pouvait constater un abaissement de la
température de 0°,8. Deux heures après la douche, la
chaleur animale était encore de 0°,5 au-dessous de son
point normal.

M. P. Delmas a également observé (3) que les applications courtes d'eau froide produisaient constamment
un abaissement de la température générale. C'est ainsi
qu'une douche en cercle à 12°, d'une minute de durée,
a permis de constater, quarante-cinq minutes après l'ap-

(1) P. Delmas. *Manuel d'hydrothérapie*, 1875 (pl. I et IV).
(2) *Ibidem*, pl. II.
(3) *Loc. cit.*, pl. III.

plication, un abaissement de 0°,8 de la chaleur animale. De même, à la suite d'une douche de 30 secondes, à 13°, le thermomètre, appliqué aussitôt après la douche, a accusé un abaissement de 0°,3 de la température du corps ; quarante-cinq minutes après l'application froide, on constatait un abaissement d'un degré. Trois heures après, la température s'était relevée, mais n'avait pas encore atteint son point de départ normal.

Au contraire, si l'on en croit d'autres auteurs, l'application modérée du froid sur la peau ferait diminuer la température du corps d'une fraction de degré, mais après une hausse primitive plus importante : telle est l'opinion de Winternitz (de Vienne) et de Jürgensen (1). Il en est de même de Liebermeister, qui établit que chez un sujet sain l'action peu prolongée de l'eau froide ne détermine aucun abaissement de la température du corps, que souvent même on observe une légère élévation.

En présence de ces affirmations contradictoires, nous avons voulu nous éclairer par nous-même, et nous avons institué un certain nombre d'expériences que nous rapporterons tout à l'heure.

Relativement à l'action des applications *prolongées* de l'eau froide sur la calorification, la question semble élucidée depuis les expériences du D' P. Delmas, que nous avons signalées plus haut (2), et qui dé-

(1) *Deutsch. Archiv. fur klinische Medicin*, 1868.

(2) Voici les conclusions des expériences du D' Delmas, résumées en *propositions physiologiques* :

« Pendant l'application d'une douche froide de 30 secondes à
« 5 minutes de durée et d'une température de 10 à 25°, la tempé-

montrent péremptoirement qu'il se produit, dans ces conditions, un abaissement de la température du corps, abaissement pouvant persister pendant un temps plus ou moins long.

Mais les douches les moins longues dont les résultats expérimentaux aient été rapportés, ont une durée minima de trente secondes. Or, de semblables douches ne constituent pas, dans la majorité des circonstances, des douches thérapeutiques. Tous les médecins hydropathes sont d'accord sur ce point, que, à part certains cas qui réclament l'emploi de la forme très excitante de l'hydrothérapie, c'est surtout avec les applications très courtes de l'eau froide que l'on obtient les effets toniques

« rature centrale et celle de la zone intermédiaire sont peu ou
« pas du tout abaissées.

« Le corps n'exécutant aucun mouvement pendant les heures
« qui suivent l'application de l'eau froide, ne facilitant en rien le
« prétendu mouvement de réaction, le sujet n'éprouvant qu'un
« sentiment de chaleur très modérée, ou de fraîcheur, et quel-
« quefois même de frissons, néanmoins, la température cen-
« trale ou celle de la zone intermédiaire baissent très peu,
« ou remontent, et dépassent même le chiffre accusé pen-
« dant la douche. La vitesse du cœur augmente et la tension
« artérielle reste très élevée.

« L'exercice qui suit l'application d'une douche froide, lequel est
« fait dans le but de provoquer un mouvement de réaction orga-
« nique, ou tout au moins d'aider à son développement spontané,
« a pour résultat physiologique vrai, d'amener un abaissement
« persistant de la température du corps et une diminution de la
« vitesse du pouls et de la tension artérielle, c'est-à-dire de pro-
« duire tout l'inverse de ce qu'on a écrit jusqu'à ce jour.

« Sous l'influence d'une application froide, les summum et les
« minimum de la vitesse du cœur correspondent aux summum et
« aux minimum de la tension artérielle. Par conséquent, ils sont
« dans un rapport inverse de l'état physiologique normal. »

et reconstituants les plus accentués, et par conséquent les meilleurs résultats curatifs.

C'est pourquoi nos expériences personnelles ont spécialement porté sur les effets des douches *extrêmement courtes*, au point de vue de la calorification et de la circulation. Ces effets ont été d'autant plus saisissables que l'eau des sources de Divonne, avec laquelle nous avons opéré, est très froide (7° à la piscine, 8° à la salle de douches) et possède une température toujours constante.

Les expériences que nous allons exposer ont été faites soit sur nous-même, soit sur nos garçons frotteurs, c'est-à-dire sur des sujets adultes et absolument sains.

Nous transcrirons d'une façon aussi complète que possible toute la série des expériences entreprises. Puis, nous ferons suivre celles-ci des déductions physiologiques et cliniques qu'elles comportent.

EXPÉRIENCE I.

Douche en jet brisé à 8 degrés cent., pendant dix secondes (pression : 15 mètres). Friction énergique après la douche.

Température extérieure : 21°. Température de la salle : 17°.

Avant la douche, tempér. axillaire : 38° ;		P. 96.
5 minutes après la douche . .	T. 37,9 ;	P. 92.
45 minutes après.	T. 37,5 1/2 ;	P. 90.
2 heures après.	T. 37,5 ;	P. 82.
3 heures après	T. 37,8 ;	P. 88.

Pendant tout le temps de l'expérience, le sujet a fait une marche modérée.

EXPÉRIENCE II.

Douche en pluie mobile à 8°, pendant dix secondes.
Friction modérée après la douche.

Température extérieure : 20°. Température de la salle : 18°.
Avant la douche, température axillaire : 37,2; P. 82.
5 minutes après la douche. . . . . T. 36,6; P. 74.
1 heure 30 après. . . . . T. 36,7; P. 80.

Pendant toute la durée de l'expérience, le sujet a fait une marche modérée.

EXPÉRIENCE III.

Douche au jet brisé à 8°, pendant dix secondes.
Après la douche, on essuie simplement le sujet, sans pratiquer aucune friction.

Température extérieure : 21°. Température de la salle : 17°.

Avant la douche, température axillaire : 37,4 1/2; P. 72.
5 minutes après la douche. . . . . T. 37,1;   P. 78.
45 minutes après.. . . . . T. 37°:   P. 70.
2 heures après.. . . . . T. 37,4;   P. 70.
3 heures après.. . . . . T. 37,5;   P. 74.

Repos pendant toute la durée de l'expérience.

EXPÉRIENCE IV.

Douche en pluie mobile à 8°, pendant deux secondes (1).
Après la douche, on se contente d'essuyer légèrement le sujet, sans pratiquer aucune friction.

(1) Une douche de deux secondes correspond à trois aspersions faites très rapidement sur la partie postérieure du corps, et trois sur la partie antérieure.

Tempér. extér. : 20°. Tempér. de la salle de douches : 18°.
Avant la douche, tempér. axillaire : 37,1; P. 82; R. 16.
Immédiatement après la douche : T. 37°;   P. 78.
1 heure 10 après. . . . .   T. 36,0; P. 68.
2 heures 10 après. . . . .   T. 37°;   P. 80.

Pendant toute la durée de l'expérience, le sujet a fait une marche modérée.

EXPÉRIENCE V.

Douche en jet brisé à 8°, pendant deux secondes.
Après la douche, on frictionne modérément le sujet.
Température extérieure : 20°. Température de la salle : 17°.
Avant la douche, tempér. sub-linguale : 37,0; P. 64; R. 12.
5 minutes après la douche.. . . . .   T. 37,0; P. 72.
35 minutes après. . . . .   T. 37,8; P. 70.
2 heures après. . . . .   T. 38°;   P. 68.

Repos pendant toute la durée de l'expérience.

EXPÉRIENCE VI.

Douche en jet brisé à 8°, pendant trois secondes (1).
Après la douche, on se contente d'essuyer légèrement le sujet, sans pratiquer aucune friction.
Température extérieure : 27°. Température de la salle : 20°.
Avant la douche, température axillaire : 38°;   P. 76.
Immédiatement après la douche.. .   T. 37,4;   P. 72.
30 minutes après.. . . . .   T. 37,9;   P. 68.
1 heure après. . . . .   T. 38°;   P. 80.
1 heure 30 après.. . . . .   T. 38,1;   P. 80.

(1) Une douche de trois secondes correspond à quatre aspersions très rapidement faites sur la partie postérieure du corps, et quatre sur la partie antérieure.

2 heures 30 après. . . . .   T. 37,8 1/2; P. 72.

Pendant toute la durée de l'expérience, le sujet est resté au repos.

EXPÉRIENCE VII.

Douche en jet brisé à 8°, pendant trois secondes.
Après la douche, on frictionne vigoureusement le sujet.
Température extérieure : 21°. Température de la salle : 17
Avant la douche, tempér. sub-linguale : 37°,4;   P. 68.
10 minutes après la douche. . . .   T. 37,6;   P. 72.
25 minutes après. . . . .   T. 37,4;   P. 66.
45 minutes après. . . . .   T. 37,2;   P. 62.
1 heure 5 après. . . . .   T. 37,2;   P. 64.
2 heures après. . . . .   T. 37,3 1/2; P. 68.
3 heures après. . . . .   T. 37,7;   P. 72.

Pendant toute la durée de l'expérience, le sujet est resté au repos.

EXPÉRIENCE VIII (1).

Douche en jet brisé à 8°, pendant trois secondes.
Après la douche, on frictionne énergiquement le sujet.
Température extérieure : 26°. Température de la salle : 20°.
Avant la douche, température sub-linguale : 37,9; P. 80.
Immédiatement après la douche. . . .   T. 37.0; P. 81.
30 minutes après. .   . . .   T. 38,3; P. 81.
1 heure après . . . .   T. 38,2; P. 70.

(1) Cette expérience est la seule qui ne concorde pas avec les autres. Toutefois, il est possible qu'un abaissement de la température de très courte durée se soit produit dans les 30 minutes qui ont suivi la douche, et que le mouvement de réaction ait déterminé une ascension brusque de la chaleur animale au delà de son point de départ initial.

1 heure 30 après . . . . T. 38,1; P. 63.
2 heures 45 après.. . . . . T. 37,9; P. 68.

Repos pendant toute la durée de l'expérience.

EXPÉRIENCE IX.

Douche en pluie mobile à 13°, pendant trois secondes (pression : 15 mètres).
Friction modérée après la douche.
Température extérieure : 21°. Température de la salle : 17°.

   Avant la douche, température axillaire : 37,4 ; P. 72.
   10 minutes après la douche . . . . T. 37,4 ; P. 80.
   35 minutes après. . . . . T. 37,3; P. 68.
   2 heures 30 après.. . . . . T. 37,8; P. 88.

Pendant toute la durée de l'expérience, le sujet est resté au repos.

EXPÉRIENCE X.

Douche en pluie horizontale à 13°, pendant trois secondes.
Friction énergique après la douche.
Température extérieure : 20°. Température de la salle : 16°.
Avant la douche, température sub-linguale : 38,3 ; P. 76.
Immédiatement après la douche (avant
   la friction). . . . . T. 38,2 ; P. 80.
8 minutes après (après la friction). . . T. 38,3 ; P. 80.
15 minutes après. . . . . T. 38,3 ; P. 82.
25 minutes après. . . . . T. 38,2 ; P. 72.
40 minutes après.. . . . . T. 38,3 ; P. 76.
1 heure après.. . . . . T. 38,3 ; P. 80.
1 heure 15 minutes après. . . . . . . T. 38,3 ; P. 78.
2 heures après. . . . . T. 37,9 ; P. 76.

Repos pendant toute la durée de l'expérience.

Analysons maintenant les expériences que nous venons de rapporter.

Le premier fait qui s'en dégage est le suivant : une douche de *très courte durée* (2 à 3 secondes), et à une très basse température (8°), produit toujours un abaissement de la température du corps.

Cet abaissement, qui a varié dans nos différentes expériences de 1 à 4 dixièmes de degré, se montre soit immédiatement, soit peu de temps après la douche. Puis, une ou deux heures après l'application de l'eau froide, la température remonte plus ou moins rapidement pour arriver à son point de départ initial, qu'elle dépasse dans le plus grand nombre des cas.

Cet abaissement de la température centrale produit par la douche très froide de 2 à 3 secondes, est quelquefois précédé d'une très légère élévation de la chaleur du corps (1 à 2 dixièmes de degré), élévation qui n'est que temporaire et qui fait bientôt place à l'abaissement dont nous avons parlé. Or, cette élévation passagère de la température est en rapport constant avec la friction de la peau dont on fait suivre habituellement la douche.

En effet, lorsque nous nous sommes abstenu de faire frictionner le sujet après l'application de l'eau froide (Expériences IV et VI), nous avons pu constater un abaissement immédiat de la température. Quand nous n'avons fait pratiquer qu'une friction modérée (Exp. V et IX), l'abaissement s'est produit moins rapidement. Lorsque, enfin, on a frictionné énergiquement le sujet (Exp. VII et X (1), l'abaissement de la température a été précédé d'une élévation passagère très appréciable.

Une douche de très courte durée (3 secondes) à une température de 13 degrés, température qui représente la moyenne thermique de l'eau des établissements hydrothérapiques des grandes villes, produit sur la calorification les mêmes effets que ceux que nous venons de signaler pour la douche à 8 degrés (V. Expér. IX et X) : on constate un abaissement de la température du corps, qui est également influencé par la friction plus ou moins énergique dont on fait suivre la douche. Toutefois, nous ferons remarquer que, à durée égale, la douche à 13° produit un abaissement moins considérable que la douche à 8° : ce fait a son importance, car il montre que la douche très froide (8 degrés), même *extrêmement courte*, peut produire des effets toniques et reconstituants beaucoup plus accentués.

Si, maintenant, on recherche les effets d'une douche à 8 degrés plus longue que les précédentes, de 10 secondes par exemple (Exp. I, II, III), on constate un abaissement notable de la température (de 4 à 6 dixièmes de degré), pouvant persister assez longtemps. De plus, cet abaissement n'est jamais précédé d'une élévation, même temporaire, de la chaleur du corps, que la douche ait été, ou non, suivie de friction.

(1) Dans l'expérience X, l'élévation de la température n'est que relative, en ce sens qu'elle n'a pas dépassé le point de départ initial. Mais l'abaissement de la chaleur du corps n'en a pas moins existé, puisqu'on constate une différence d'un dixième de degré entre la période qui précède et celle qui suit la friction.

Dans la plupart des expériences que nous avons énumérées, le sujet est resté au repos depuis le commencement jusqu'à la fin de l'expérimentation, de façon à ne pas influencer le mouvement fonctionnel de réaction et à lui laisser toute sa spontanéité physiologique. Cependant, afin de pratiquer la contre-épreuve, nous avons fait exécuter, pendant toute la durée des expériences I, II et IV, une marche modérée au sujet ; or, nous avons pu constater que, dans ces conditions, l'évolution des phénomènes n'a nullement été influencée.

Après ce que nous venons de dire, il devient facile de comprendre pourquoi Winternitz et Jürgensen ont pu affirmer que l'abaissement de la température du corps, après l'application modérée du froid sur la peau, était précédée d'une hausse primitive ; pourquoi, aussi, Liebermeister a pu observer, dans ces mêmes circonstances, une légère élévation de la chaleur animale. Nous sommes persuadé que, dans l'appréciation des phénomènes produits par l'eau froide sur la calorification, il faut tenir compte des manipulations qui suivent l'application de la douche, et qui, pour nous, ont une importance capitale.

La friction générale du corps, après l'application de l'eau froide, dure 5 à 6 minutes environ, lorsqu'elle est pratiquée d'une manière consciencieuse ; on comprend donc que, sous son influence, il se développe un calorique superficiel qui peut être très considérable, puisque Dally (1) a vu la friction rapide déterminer une augmen-

____

(1) *Dictionn. encycl. des sciences médic.*, art. *Massage.*

tation de la chaleur locale pouvant aller jusqu'à 10° au sein d'une température moyenne. Cette chaleur provoquée se diffuse, se propage de proche en proche, et arrive bientôt à produire une élévation de la température générale qui, si minime qu'elle soit, n'en est pas moins appréciable au thermomètre.

Mais cette élévation thermique, ainsi que nous l'avons dit, n'est que passagère et est bientôt suivie d'un abaissement de la chaleur animale. Ce phénomène, qui peut paraître paradoxal, est absolument en rapport avec les lois de la physiologie.

En effet, l'influence de l'eau froide sur l'organisme est assez complexe. Comme effets immédiats, on note tout d'abord, du côté du tégument cutané, une contraction réflexe des capillaires sanguins (décoloration de la peau), qui fait bientôt place, aussitôt que cesse l'action frigorifique, à une dilatation de ces mêmes vaisseaux capillaires (rougeur plus ou moins vive de la peau). Mais l'action du froid ne se borne pas à cette excitation de la peau; elle détermine dans toute l'économie une soustraction de calorique, une réfrigération qui va, elle-même, devenir le point de départ d'une source de phénomènes biologiques, que nous étudierons tout-à-l'heure au point de vue thérapeutique. Cette réfrigération se produit immédiatement ou très rapidement après l'application de l'eau froide, dans les douches longues ou de moyenne durée (1); dans les douches de 10 secondes même, ainsi que nous l'avons montré, cet abaissement

(1) V. Delmas Expér. cit.

est constant et très rapide : dans ces conditions, l'abaissement de la température, conséquence directe de la réfrigération, n'est jamais précédée d'une élévation de la chaleur du corps, que la douche ait été ou non suivie de friction : la chose se comprend aisément si l'on songe qu'une simple douche de 10 secondes de durée produit une hypothermie pouvant aller jusqu'à 6 dixièmes de degré, trop forte, par conséquent, pour pouvoir être compensée par la chaleur relativement minime que détermine artificiellement la friction.

Il n'en est pas de même pour la douche ultra-courte de 2 ou 3 secondes. Ici, la réfrigération est bien moins considérable, puisqu'elle n'a jamais dépassé 4 dixièmes de degré dans nos expériences. Si, donc, on vient à développer du calorique par des frictions exercées sur la peau, l'obstacle sera beaucoup plus facile à franchir, et la chaleur artificielle ainsi produite prendra momentanément le dessus et élèvera le chiffre thermique soit au niveau du point de départ normal (Exp. V et IX), soit même au-dessus (Exp. VII et X). Sous ce rapport, l'expérience X est absolument démonstrative, car elle permet de saisir la filiation des influences réciproques de l'eau froide et de la chaleur provoquée.

Mais il reste à expliquer pourquoi, dans ces circonstances, l'abaissement de la température peut se montrer après une élévation passagère, alors qu'il semblerait au contraire que cette élévation préalable aurait dû annihiler pour jamais la manifestation de la réfrigération.

L'action réflexe va nous rendre compte de ce phénomène. On sait, depuis les recherches de Cl. Bernard (1) et de Vulpian (2), qu'il existe deux ordres de nerfs vaso-moteurs : les *vaso-constricteurs* et les *vaso-dilatateurs*. Or l'expérience montre qu'il y a deux ordres de phéno-mènes de température en rapport avec les deux actions vaso-motrices, c'est-à-dire que les nerfs dilatateurs sont en même temps calorifiques, tandis que les constric-teurs sont frigorifiques. Mais, en dehors de cette action indirecte de la circulation sur la calorification et la nu-trition, Cl. Bernard a démontré, dans des expériences ultérieures (3), que le grand sympathique possédait une action différente de l'action vaso-motrice et qui aurait pour conséquence une suractivité dans les échanges chi-miques avec production directe de calorique. Inverse-ment, ce n'est pas seulement parce qu'ils rétrécissent les vaisseaux que les nerfs vaso-constricteurs produisent le froid ; c'est parce qu'ils refrénent et ralentissent en même temps le mouvement chimique de nutrition (4). Ainsi, indépendamment de l'action vaso-motrice, le grand sympathique exerce une action thermique : calo-rifique par les vaso-dilatateurs, frigorifique par les vaso-constricteurs (5).

(1) *Leçons sur la chaleur animale*, etc. Paris, 1875.

(2) *Leçons sur l'appareil vaso-moteur*. Paris, 1875.

(3) *Leçons sur la chaleur animale*, etc. Paris, 1876.

(4) Voir Kuss et Duval, *Cours de Physiologie*. Paris, 1879.

(5) Botkin a émis l'idée originale qu'il existe un centre nerveux présidant au refroidissement normal du corps, et l'altération fonc-tionnelle de ce centre aurait pour conséquence l'hyperpyrexie des états typhiques (?).

Or, que se passe-t-il au moment de la douche froide? Une excitation périphérique initiale de la peau par le froid, qui est aussitôt transmise aux centres frigorifiques du grand sympathique. La manifestation centrifuge de cet acte, ou plutôt de cette série d'actes réflexes, aboutit à une réfrigération de tout l'organisme, que le thermomètre permet aisément de constater. Supposons, maintenant, qu'après une élévation de la température provoquée par une friction énergique, il se produise un abaissement plus ou moins considérable de la chaleur animale. A quoi tiendra ce phénomène? Tout simplement à ce que l'excitation initiale frigorigène se sera emmagasinée, aura pour ainsi dire sommeillé d'une façon latente dans les ganglions lymphatiques pendant tout le temps qu'aura duré l'hyperthermie artificielle provoquée par la friction, pour se réveiller ensuite et produire bientôt ses effets réfrigérants sur l'économie.

CHAPITRE II

DÉDUCTIONS THÉRAPEUTIQUES

Un des effets les plus appréciables de l'hydrothérapie est l'action *tonique et reconstituante* produite par l'eau froide. C'est grâce à cette action puissante que nous possédons entre nos mains une arme efficace qui nous permet de combattre un grand nombre d'états morbides.

Mais ces effets toniques et reconstituants, dont le but est de seconder les efforts de la nature vers la guérison, n'ont peut-être pas, à notre avis, été interprétés d'une façon assez précise par les médecins hydropathes. C'est ainsi que, pour certains, l'action reconstituante de l'hydrothérapie n'est qu'un résultat consécutif et indirect « de l'application successive et méthodique des procédés « qui agissent en stimulant convenablement les diverses « fonctions de l'organisme (1) ». Fleury (2) lui-même en fait une forme de la médication excitatrice. Ainsi, pour ces auteurs, l'action tonique et reconstituante, loin de représenter une entité propre dans la série des

(1) Beni-Barde. *Manuel d'hydrothérapie.* Paris, 1883.
(2) *Traité d'hydrothérapie,* p. 290.

médications, ne serait que la simple résultante d'un autre modificateur thérapeutique.

Nous ne saurions souscrire à cette manière de voir. Pour nous, les effets toniques de l'eau froide sont des effets directs et primitifs, ne relevant que d'eux-mêmes, et qui ont pour mission de ramener l'organisme à son équilibre normal en rétablissant l'harmonie dans toutes les fonctions. C'est ce qui nous explique pourquoi certains procédés, tels que les piscines, par exemple, qui sont considérées à juste titre comme des procédés très sédatifs, produisent en même temps des effets toniques des plus appréciables; nous en dirons autant des affusions et des lotions froides. Inversement, la douche froide *très courte*, qui est un procédé tonique par excellence, détermine secondairement une action sédative très nette; dans ce dernier cas, les effets sédatifs n'ont été que la résultante du retour à l'équilibre normal de toutes les grandes fonctions, sous l'influence du modificateur tonique. C'est pourquoi les douches froides ultra-courtes peuvent *calmer* certains états pathologiques dans lesquels dominent des symptômes d'excitation (troubles hystériques, névrosthénie, goitre exophtalmique, etc.).

Il suffit de se reporter à nos expériences pour saisir de suite le mécanisme en vertu duquel la douche froide très courte devient une médication essentiellement tonique et reconstituante.

Sous le nom de médication tonique, disent Trousseau et Pidoux, on comprend « une médication ayant pour but de rendre de la tonicité aux tissus, de reconstituer les fonctions assimilatrices, et d'imprimer à l'organisme de la résistance vitale » (1). En d'autres termes, l'action tonique est celle qui a pour but d'activer par des degrés insensibles la rénovation moléculaire nutritive des divers systèmes de l'économie animale, et, par suite, d'augmenter leur force d'une manière durable.

Eh bien ! que se produit-il sous l'influence d'une douche froide très courte (de 2 ou 3 secondes) : une réfrigération rapide, qui se manifeste par un abaissement de 1 à 4 dixièmes de degré de la température centrale. Cette diminution de la chaleur animale est le point de départ d'une série de phénomènes qui vont bientôt modifier toute la vie fonctionnelle de l'individu.

En effet, « toucher à la calorification, dit Lubansky, c'est en quelque sorte toucher au ressort de l'existence et faire retentir les mouvements qu'on lui imprime du côté des fonctions les plus importantes de l'économie. Placer l'organisme dans la nécessité de produire une plus grande quantité de chaleur en l'exposant à des portes réitérées de calorique, c'est d'abord accélérer la consommation de la matière organique, par cela même accélérer le mouvement et décomposition ; c'est stimuler la respiration et l'oxygénation du sang qui en est la conséquence ; c'est exciter la circulation et la mutation de la matière dans les dernières divisions capillaires ; c'est éveiller le besoin de réparation et, enfin, impressionner directement l'innervation (2). » L'élévation de la température, qui fait bientôt suite à

---

(1) *Traité de thérapeutique*, t. I, p. 87.
(2) Lubansky. *Études pratiques.*

l'abaissement primitif, et qui dépasse même le plus souvent le point de départ normal (V. nos expériences); la sensation de bien-être et de chaleur générale qui ne quitte pas le sujet, même lorsque le thermomètre fait constater une diminution thermique (1) ; une légère accélération du pouls en rapport avec l'ascension de la température ; les mouvements respiratoires plus amples et plus profonds : tous ces phénomènes ne prouvent-ils pas que la circulation et la nutrition sont plus actives, que le sang se rénove et devient plus riche, en même temps que se réveillent les grandes fonctions de l'économie. Et c'est ainsi que « sous l'influence de la même action thérapeutique, on voit un organisme dont l'innervation, la circulation, la nutrition, la calorification, la digestion, les sécrétions sont troublées à des degrés divers, reprendre peu à peu et simultanément son équilibre (P. Delmas). »

Pour produire ces effets thérapeutiques, il suffit, — nous ne craignons pas de le répéter, — d'une douche froide de *très courte durée*. Et si nous insistons sur ce point, c'est qu'il est facile, même pour un médecin expérimenté et attentif, de dépasser les limites voulues; sous ce rapport, on ne saurait trop avoir sans cesse à l'esprit cet aphorisme de Fleury : « une douche trop courte n'a jamais d'inconvénients; une douche trop longue est toujours dangereuse », et bien se persuader, avec ce même auteur, « qu'une douche de 5 à 6 secondes con-

(1) Ce qui indique un travail profond de calorification dans tout l'organisme.

stitue un traitement énergique, efficace, dont la puissance est due précisément à cette durée si courte (1) ».

Il n'est pas de médication qui doive plus tenir compte des idiosyncrasies et des prédispositions individuelles que la médication par l'eau froide. Nous avons vu, pour notre part, deux malades, hystériques, chez lesquelles la douche froide même réduite à son minimum de durée, c'est-à-dire à une seule aspersion en arrière et en avant, produisait des phénomènes d'excitation tels que nous avons dû y renoncer et remplacer ce procédé par la douche écossaise et par la piscine. Chez un certain nombre de nos malades, la douche froide à 8°, de 5 secondes de durée, était trop excitante, et il fallait la restreindre à une ou deux aspersions en arrière et autant en avant ; dans ces conditions, on obtenait des effets toniques, reconstituants et sédatifs très accentués et très rapides.

Si l'on prolonge, en effet, la douche au delà d'une certaine durée, qui peut être très limitée dans certaines circonstances, ainsi que nous venons de le montrer, et qui varie avec les prédispositions individuelles, l'action tonique, reconstituante et sédative de cette douche fera place à une action excitante plus ou moins intense. Les éléments de cette excitation seront fournis à la fois par la plus grande réfrigération que l'on aura déterminée dans l'économie, et par l'influence réflexe du froid sur le système nerveux.

En effet, la soustraction de calorique, d'autant plus

(1) Fleury. *Loc. cit.*, p. 156.

considérable que l'application du froid aura duré plus longtemps, imposera à tout l'organisme des efforts beaucoup plus intenses, en vue de réparer cette perte de chaleur. Or, chez un grand nombre de malades (chlorotiques, anémiques par exemple), le capital calorique est tellement faible que ces efforts les mettront dans l'obligation de fournir plus qu'ils ne peuvent donner, et en un temps beaucoup trop court pour eux, par suite de la rapidité avec laquelle s'opère la réaction après la douche (1) : dans ces conditions, l'activité propre des tissus s'accélérera d'une façon trop rapide et il se produira une exaltation insolite de toutes les propriétés vitales : il en résultera chez ces malades un état de fatigue générale qui prouvera l'action excitante du procédé hydrothérapique employé.

Mais en dehors de cette fatigue résultant de la trop grande réfrigération du corps, l'excitation générale est encore provoquée par l'action réflexe du froid sur le système nerveux, action qui est elle-même augmentée par le choc et la division de l'eau au niveau de la peau, pendant la douche. Si l'on franchit une certaine limite, essentiellement variable avec la résistance individuelle et pathologique de chaque sujet, la stimulation physiologique sera remplacée par une véritable excitation morbide qui se manifestera par un grand nombre de symptômes réflexes : toux nerveuse, angoisse précor-

_____

(1) Après l'immersion, au contraire, la réaction se produit très lentement, ce qui fait de ce procédé (piscine) un moyen de sédation directe.

diale, oppression (1), agitation insolite, insomnie, palpitations légères, courbatures, affaiblissement de la contractilité neuro-musculaire, spasmes divers, picotements, douleurs erratiques, etc.

(1) On peut aussi invoquer, pour ces trois symptômes, une influence réflexe tou   spéciale du froid sur le centre respiratoire. On sait, en effet, que parmi les nombreuses voies sensitives qui mettent en jeu le centre respiratoire, il faut ranger en première ligne la peau et ses nerfs qui servent de conducteurs centripètes ; c'est pourquoi les irritants portés sur la peau, frictions, rubéfactions, cautérisation, etc., rappellent et excitent les mouvements respiratoires. Il en est de même de l'application de l'eau froide sur l'enveloppe cutanée, qui rend les mouvements respiratoires plus amples et plus profonds, en même temps qu'elle les ralentit dans une légère mesure. Or, on comprend qu'il est une limite que l'on ne devra pas dépasser, sous peine de voir s'épuiser cette source cutanée du réflexe respiratoire

CHAPITRE III

CONCLUSIONS.

Après ce que nous venons de dire, nous sera-t-il permis de formuler quelques conclusions pratiques, qui, nous l'espérons, prendront d'autant plus de poids qu'elles s'appuient sur un grand nombre d'observations cliniques recueillies par nous à l'Établissement hydrothérapique de Divonne (1).

Une douche froide *très courte*, aussi courte même qu'il est possible de la donner (1 à 2 secondes), est un puissant procédé tonique et reconstituant. Ce procédé

(1) Voici le tableau des principaux cas pathologiques dans lesquels nous avons obtenu une amélioration rapide à la suite de la douche froide *très courte* : la durée de l'application (8 degrés) a varié, suivant les cas, d'une à six secondes :

Hystérie, 4 cas, dont un accompagné de grossesse de quatre mois.

Anémie et troubles nerveux symptomatiques d'affections utérines, 0.

États névropathiques divers, 10.

Accidents nerveux de la ménopause, 1.

Chloro-anémie, 3.

Gastrite chronique, 2.

Goitre exophtalmique fruste, 1.

Nous ferons remarquer que quelques-uns de ces malades avaient été soumis, avant leur arrivée à Divonne, à l'hydrothérapie tempérée, qui n'avait produit aucun résultat appréciable, et qui avait même déterminé chez trois d'entre eux le réveil de douleurs musculaires rhumatismales.

devient lui-même sédatif d'une façon indirecte ; en régularisant la calorification, en assurant la reconstitution du sang (*sanguis moderator nervorum*), et par conséquent en rétablissant l'équilibre fonctionnel dans tout l'organisme.

A l'aide de la douche froide très courte à une température très basse (8 degrés), on obtient une réfrigération de l'économie beaucoup plus marquée qu'avec de l'eau à une température moins froide (13 degrés). Il en résulte que, à durée égale, la douche froide très courte à 8 degrés produira des effets toniques et reconstituants bien plus puissants, et l'on aura beaucoup moins à craindre, par suite de la durée *très courte* de la douche, des phénomènes d'excitation.

La douche froide *très courte* convient très bien aux neurasthéniques et aux malades névropathes qui présentent des phénomènes d'excitation. Il est un certain nombre de ces malades, sujets à des névralgies ou à des myalgies diverses, auxquels on ne peut ordonner la piscine froide, les affusions ou les lotions, sous peine de voir quelquefois se réveiller ces manifestations douloureuses : c'est alors que la douche froide très courte (de 2 à 3 secondes) pourra, par les effets indirects de sédation générale qu'elle produit, suppléer à l'action sédative directe de l'immersion froide ou des procédés sans percussion.

La douche froide *très courte* est indiquée chez les chlorotiques et les anémiques, au début de la cure, alors qu'il ne faut pas encore soustraire à ces malades une trop grande quantité de calorique.

La douche froide *très courte* (2 à 3 secondes) est indiquée dans les hémiplégies de cause organique, *lorsque toute poussée congestive est éteinte*. Nous en dirons autant des maladies inflammatoires chroniques de la moelle (ataxie locomotrice, sclérose en plaques, myélite diffuse, etc.). Toutefois, dans ces affections, il ne faudra avoir recours aux températures très basses (8 degrés) qu'après y avoir préparé peu à peu les malades à l'aide d'applications d'eau dégourdie (22 ou 24°), que l'on abaissera graduellement. Dans beaucoup de cas, même, on devra faire précéder l'application froide d'une douche chaude généralisée (voir 2° partie, chap. III).

La durée de la douche très courte sera fixée d'après la prédisposition individuelle de chaque malade. Dans cette appréciation, il ne faudra pas perdre de vue que, dans beaucoup de cas, une douche qui peut sembler courte, 4 à 5 secondes par exemple, peut produire une action très excitante ; il est même certains malades chez lesquels il faut se borner à une seule aspersion en arrière et en avant, sous peine de déterminer des phénomènes d'excitation. Toutefois, réduite à ce minimum de durée (une seconde), la douche froide sera presque toujours supportée par les malades, même les plus faibles et les plus excitables.

Aussi sommes-nous partisan, toutes les fois que la douche froide sera indiquée, de commencer immédiatement le traitement hydrothérapique par la douche froide d'emblée très courte, au lieu de débuter par la douche tempérée, comme on a quelquefois des tendances à le faire, soit que l'on ne sache pas résister à la pusillanimité des malades, soit que l'on veuille entraîner progressivement ceux-ci à l'eau froide à l'aide de températures de transition. Nous considérons, en effet, dans la plupart des cas, les douches tièdes comme une mauvaise méthode : après l'application tiède, les malades n'ont aucune tendance à se réchauffer spontanément, car celle-ci ne provoque aucune **réfrigération profonde de l'économie**, et par conséquent, aucun effet tonique ; par contre, elle détermine, au même titre que le bain chaud, un refroidissement superficiel de la peau et des parties sous-jacentes qui peut réveiller chez les sujets prédisposés, ainsi que nous l'avons observé quelquefois, des douleurs névralgiques ou rhumatismales, inconvénient qui ne se produira jamais avec la douche froide très courte, par suite de la réfrigération minime imposée à l'économie, et de la réaction consécutive ainsi que de la calorification rapide qui se développent à la suite de ce procédé.

Chez la femme, pendant la période menstruelle, si celle-ci s'opère normalement, une douche froide (8 degrés), de 2 à 3 secondes de durée, pourra toujours être appliquée impunément. Dans ces circonstances, on emploiera le jet fortement brisé ou la pluie horizontale mobile, et on fera deux ou trois aspersions rapides sur chaque côté du corps seulement. De cette façon, on n'aura jamais à craindre aucun accident dans l'évolution des règles, et la malade continuera à jouir, sans interruption, des bénéfices de son traitement hydrothérapique.

Nous en dirons autant de la grossesse, chaque fois

que, dans le courant de cet état, l'hydrothérapie froide sera indiquée. La douche froide très courte, donnée soit d'emblée, soit à la suite d'une préparation antérieure par les lotions ou les affusions, sera un excellent procédé pour combattre certains états nerveux qui l'accompagnent ou qui en sont la conséquence. D'une durée extrêmement courte au début, de deux à trois secondes seulement, et donnée exclusivement sur les côtés, la douche sera ensuite généralisée, en même temps que l'on augmentera peu à peu la durée de l'application.

La douche froide *très courte* devra être suivie d'une friction qui ne sera que *modérée* (frictions légères combinées à de petits tapotements), et que l'on cessera aussitôt que le malade sentira une légère chaleur. Les frictions trop énergiques, telles qu'on a l'habitude de les pratiquer indifféremment après toutes les opérations hydrothérapiques, constituent, à notre avis, une très mauvaise méthode dans le plus grand nombre de cas, et en particulier lorsqu'il s'agit de favoriser la réaction après une douche très courte. Nos expériences nous ont montré qu'après une douche de deux ou trois secondes, une friction énergique déterminait une élévation passagère de la température; or, on le comprend, cette élévation thermique ne pourra que neutraliser plus ou moins les effets bienfaisants du froid, en opposant à la thermogénèse physiologique et spontanée du sujet une thermogénèse artificielle qui se fera aux dépens de la première. « Poursuivre les frictions quand même, — dit le Dʳ Scheuer (de Spa) — jusqu'à rubéfaction uniforme de la peau, sous prétexte de mieux assurer la réaction consécutive, c'est s'exposer à trop ouvrir les portes par où sort la chaleur animale; c'est courir le danger de voir la déperdition du calorique marcher plus vite que sa restitution; c'est, en un mot, donner le signal de la chute de la réaction et de l'invasion du second frisson. On peut écarter le péril que nous dénonçons ici, en couvrant le malade de vêtements bien chauds. Nous n'y contredisons pas, mais il est bien plus simple de ne pas le faire naître que d'avoir à le combattre. Sans compter que c'est risquer de pousser à la transpiration et de se priver, à cause d'elle, de tous les bienfaits que l'on espérait de l'emploi raisonné de l'hydrothérapie froide. Aussitôt que le malade se met à transpirer, la médication spoliative prend le pas sur la médication reconstituante et ce n'est pas là, assurément, ce que l'on souhaite » (1).

Nous en dirons autant de la promenade et de l'exercice corporel qui doivent être modérés, sans fatigue, sans efforts, et se borner simplement à entretenir, sans le solliciter, le sentiment de bien-être et de chaleur agréable qui envahit le malade après l'application de l'eau froide.

Après une douche d'une durée plus longue (10 secondes par exemple), l'intensité et la longueur de la friction ont moins d'importance, par suite de la réfrigération plus grande qui a été produite et qui, par conséquent, oppose à l'hyperthermie artificielle provoquée,

(1) V. Scheuer. *Essai sur l'action physiologique et thérapeutique de l'hydrothérapie, considérée plus spécialement dans le traitement des états chloro-anémiques.* Paris, 1885.

une digue plus difficile à franchir. Cependant, même dans ces cas, nous préférons encore une friction modérée : les efforts spontanés de l'économie vers la réaction n'en seront que plus puissants; et, tant qu'une douche froide, si longue qu'elle soit, ne déterminera pas d'effets stimulants qui la fassent rentrer dans la classe des médications excitantes (1), on sera certain, en n'insistant pas outre mesure sur les manipulations corporelles, de faire produire à cette douche le maximum de ses effets toniques et reconstituants.

(1) Et dans ce cas, on le comprend, il faudrait restreindre la durée de la douche.

DEUXIÈME PARTIE

DE LA DOUCHE ÉCOSSAISE

DE LA DOUCHE ÉCOSSAISE

Sous le nom de *douche écossaise* on entend une douche chaude, dont la durée et la température varient, et qui se termine par une douche froide de courte durée.

Suivant la température, la durée et le mode de succession de chacun de ces deux agents physiques, la chaleur et le froid, on obtiendra des effets thérapeutiques différents qui, jusqu'à présent, n'ont peut-être pas été suffisamment mis en lumière par les médecins hydropathes.

Ainsi, M. Beni-Barde, qui s'est fait à juste titre l'apôtre de l'emploi de l'eau chaude en hydrothérapie, considère, avec raison, la douche écossaise comme une douche puissamment révulsive et anesthésique (1). D'autre part, M. Tartivel, dans l'article *Douches Écossaises* du Dictionnaire encycl. des sciences médicales, divise la douche écossaise en douche excitante et révulsive, et en douche sédative, suivant la température et la durée des deux applications successives. « Si — dit cet auteur, — l'on recherche les effets excitants et

(1) Beni-Barde. *Manuel médical d'hydrothérapie.* Paris, 1883, p. 76 et 77.

révulsifs, on élèvera rapidement la température de la douche chaude, à partir de 35° jusqu'à 45, 50, 55° centigrades, suivant le degré de susceptibilité ou de tolérance des malades, et, après un certain temps d'autant plus court que la température sera plus chaude, on terminera par une douche très froide et très courte. Si, au contraire, on recherche les effets sédatifs, la température de la douche chaude sera lentement et progressivement élevée de 35 à 40 ou 42° centigrades, et, après une durée plus ou moins prolongée, on terminera par une douche froide à laquelle on n'arrivera qu'après avoir redescendu les degrés successifs de l'échelle des températures primitives. La durée de la douche écossaise ne doit guère dépasser quatre ou cinq minutes. »

Nous adoptons en partie cette double division. La douche écossaise peut produire, suivant la façon dont elle est administrée, des effets *révulsifs* ou des effets *sédatifs*; quant aux effets excitants, nous ne les avons jamais observés, à moins de prolonger outre mesure l'administration de l'eau chaude. Mais en dehors des effets révulsifs proprement dits, la douche écossaise peut devenir en même temps un procédé tonique par excellence. Nous basant à la fois sur l'expérimentation et sur l'observation des faits, nous diviserons la douche écossaise en :

1° Douche écossaise révulsive ;

2° Douche écossaise révulsive et tonique ;

3° Douche écossaise sédative et tonique.

CHAPITRE PREMIER

DOUCHE ÉCOSSAISE RÉVULSIVE

Lorsqu'on soumet un sujet à une application d'eau chaude, à une température élevée (45 à 50 degrés), et pendant une durée assez prolongée (3 à 5 minutes), on voit une rougeur plus ou moins intense envahir le tégument cutané ; cette rougeur présente généralement une teinte sombre, foncée, que l'on peut comparer au rouge cerise (1). Puis, lorsque, à cette application très chaude, on fait succéder sans transition une douche très froide, on voit, au bout de quelques rapides aspersions, cette rubéfaction de la peau devenir encore plus manifeste et prendre une teinte vive, écarlate, qui indique que l'action vaso-dilatatrice du réseau cutané est arrivée à son summum d'intensité. Cette différence dans les deux teintes rouges de la peau, d'autant plus accentuée que le contraste aura été plus grand entre les deux températures chaude et froide, est extrêmement évidente, et il suffit d'un très court apprentissage en hydriatrie pour pouvoir aisément la saisir.

(1) Cette teinte est peut-être due à une action vaso-dilatatrice de la chaleur prépondérante sur les capillaires veineux.

Cette double rubéfaction de la peau s'accompagne d'une calorification périphérique très marquée, surtout après l'application d'eau froide ; elle offre, de plus, une importance objective considérable, sur laquelle nous allons nous étendre.

La douche très chaude, suffisamment prolongée, fournit à l'organisme, au même titre que les étuves ou l'enveloppement, un excès temporaire de calorique ; or, on comprend, ainsi que le dit Fleury (1), que « si, après avoir élevé la température animale (2), on soumet le malade à une courte application froide, de manière à ne pas abaisser la température animale au-dessous de son chiffre primitif, il n'y a point lieu à réaction de la part de l'organisme, et, dans ce cas, les malades n'ont point de peine à se réchauffer, par l'excellente raison qu'ils n'ont point été refroidis.

« Si l'application froide est arrêtée avant l'abaissement de la température animale au-dessous de son chiffre physiologique, elle ne produit pas le mouvement de concentration (du sang vers les parties profondes), et, par conséquent, il ne peut s'opérer de réaction. Si l'application froide est assez prolongée pour abaisser la température animale au-dessous de son chiffre physiologique, le mouvement de concentration se produit, et il est suivi d'une réaction... »

Ainsi, lorsque, après une application d'eau très chaude

(1) *Traité d'hydrothérapie*, 1875, p. 161.

(2) « ..... par un enveloppement dans le drap mouillé ou dans la couverture de laine ». Fleury, en effet, ainsi qu'on le sait, bannissait l'eau chaude de sa pratique hydrothérapique.

suffisamment prolongée, on a fourni à l'économie un surcroît de calorique, sorte de coefficient thermique, on peut, suivant la durée de la douche froide consécutive, soit ramener simplement la température animale à son chiffre physiologique, soit l'abaisser ensuite au-dessous de ce chiffre. Dans le premier cas, on n'aura que des effets *révulsifs*; dans le second cas, on obtiendra des effets à la fois *révulsifs et toniques.*

Nous n'avons à nous occuper pour le moment que de la *douche écossaise révulsive* proprement dite. Théoriquement et physiologiquement, cette douche sera constituée chaque fois que l'application de l'eau froide n'aura pas été assez longue pour soustraire à l'organisme une quantité de chaleur supérieure à celle qui lui a été fournie par l'application chaude antérieure ; chaque fois, en d'autres termes, que la douche froide sera assez courte pour ne pas abaisser la température du corps au-dessous de son chiffre physiologique.

Sur quoi pourra-t-on se baser, en pratique, pour posséder cette notion? Sur les deux teintes rouges, différentes, et parfaitement tranchées, qui envahissent la peau au moment des applications chaude et froide. Aussitôt que la teinte rouge sombre, cerise, résultant de l'application chaude, aura fait place, sous l'influence de l'eau froide, à la teinte rouge vif, écarlate, que nous avons signalée, *aussitôt,* — répétons-nous, — il faudra cesser l'application froide. Il suffit quelquefois d'une durée extrêmement courte pour arriver à produire cette teinte rouge vif, c'est-à-dire le summum de l'action vaso-dilatatrice, de l'afflux du sang vers la peau : nous avons vu trois ou quatre affusions suffire dans beaucoup de cas, et jamais la durée la plus longue n'a dépassé 5 ou 6 secondes, avec l'eau à 8° dont nous nous servons à Divonne.

Plusieurs expériences pratiquées sur la *douche écossaise révulsive* nous ont montré péremptoirement que, lorsque celle-ci avait été bien administrée, on ne constatait, dans les heures qui suivaient l'opération, aucun abaissement du chiffre physiologique de la température animale. Nous avons même noté, dans un cas, une très légère élévation de la température, pour ainsi dire insignifiante (un demi-dixième de degré), bien que, cependant, nous avions obtenu la rubéfaction écarlate caractéristique, c'est-à-dire le maximum de l'action révulsive ; nous citerons cette expérience (1) :

Douche écossaise révulsive.

La douche chaude est élevée rapidement de 38 à 48 degrés, jusqu'à ce que la peau devienne rouge sombre (3 minutes 1/2). Puis, on fait succéder sans transition une douche froide à 8°, jusqu'à ce que la peau devienne rouge vif 5 secondes) ; alors on cesse aussitôt l'application froide.

Après la douche, on essuie simplement le sujet, sans pratiquer de friction.

Température extérieure : 20°. Température de la salle : 17°.

Avant la douche, tempér. sub-linguale : 37,8 1/2 ; P. 80.

(1) Cette expérience a été accompagnée, chez le sujet, d'une céphalée très légère et de courte durée, peut-être en rapport avec l'excès de calorique (un demi-dixième de degré) dont son organisme est resté surchargé.

Immédiatement après la douche. .   T. 37,8 1/2; P. 72.
10 minutes après. . . . .   T. 37,9;   P. 72.
1 heure 45 après. . . . .   T. 37,9;   P. 72.
3 heures 15 après. . . . .   T. 37,9;   P. 68.
Repos pendant toute la durée de l'expérience.

Par suite de son action éminemment révulsive, la douche écossaise devient un moyen *analgésique* des plus puissants.

En attirant une grande quantité de sang à la peau, et en provoquant une importante fluxion périphérique, la révulsion prive momentanément les nerfs sensitifs du liquide nourricier, entrave à ce niveau les échanges nutritifs, et abolit ou diminue les propriétés vitales de ces nerfs : il en résultera, dans les cas de névralgie, une sédation locale.

Or, on le comprend, les effets analgésiques seront d'autant plus puissants que la révulsion aura été plus intense, c'est-à-dire que le contraste aura été plus grand entre les deux températures chaude et froide. Ils seront également d'autant plus accentués que, dans l'administration de la douche froide, on n'aura pas abaissé la température du corps au-dessous de son chiffre normal et que, par conséquent, on n'aura pas réfrigéré le sujet.

CHAPITRE II

DOUCHE ÉCOSSAISE RÉVULSIVE ET TONIQUE

Si, après avoir élevé la température animale à l'aide
d'une application d'eau très chaude assez prolongée,
on administre une douche froide suffisamment longue
pour abaisser cette même température au-dessous de
son chiffre primitif, il se produira nécessairement une
réaction, puisque le sujet sera obligé de fournir par lui-
même une calorification en rapport avec la soustraction
de chaleur qu'il aura subie.

Or, en pratique, on sera sûr d'obtenir cet abaissement
de la température du corps au-dessous de son chiffre
normal, chaque fois que l'on prolongera l'application de
l'eau froide pendant un certain temps, après que la
seconde rubéfaction, couleur rouge vif (indice du maximum de l'action vaso-dilatatrice), aura été obtenue. Du
reste, les impressions ressenties par le patient lui-même
viennent confirmer ces résultats objectifs.

Ainsi que le fait justement remarquer M. Beni-
Barde (1) — et nous l'avons nous-même très souvent
constaté — l'eau chaude atténue considérablement la
sensation de froid ; aussi, le passage d'une tempéra-

(1) *Loc. cit.*, p. 72.

ture élevée à une température très basse n'est-il nullement difficile à supporter, tant que l'excès de calorique fourni artificiellement par la douche chaude n'a pas été complétement enlevé par l'application froide consécutive : en effet, dans ces conditions, le malade n'est pas encore refroidi, dans le sens absolu du mot. Mais vient-on à soustraire à celui-ci une quantité de chaleur supérieure à celle qui lui avait été donnée temporairement, c'est alors qu'il se produira chez lui, au moment où l'hypothermie commence, une sensation désagréable, véritable frissonnement, qui, sans être aussi intense que lorsqu'il s'agit d'une application froide d'emblée, indiquera cependant d'une façon très nette, au point de vue subjectif, que le coefficient thermique a été absorbé et que la réfrigération se produit. Or, cet instant de frissonnement coïncide justement avec les deux ou trois premières aspersions qui sont lancées aussitôt après qu'on a obtenu la seconde rubéfaction, c'est-à-dire la teinte rouge vif, écarlate.

L'hypothermie sera d'autant plus intense, on le comprend, que la durée de l'application froide aura été plus longue. Quant au retour de la chaleur, il se fera avec une très grande rapidité, et sans que l'on ait besoin de le provoquer par l'exercice musculaire ; la réaction sera moins puissante, il est vrai, mais elle aura l'avantage de se produire spontanément, ce qui est à considérer chez les malades impotents ou infirmes qui ne peuvent favoriser d'eux-mêmes ce mouvement physiologique (1).

____

(1) Ces idées, on le voit, sont en complète contradiction avec

C'est ce que prouve l'expérience suivante, choisie entre plusieurs du même genre :

Douche écossaise révulsive et tonique.

La douche chaude est élevée rapidement de 36 à 48 degrés, jusqu'à ce que la peau devienne rouge sombre (4 minutes). Puis on fait succéder sans transition une douche froide à 8°, jusqu'à ce que la peau devienne rouge vif (6 secondes); on prolonge encore l'application froide de dix secondes, après que cette coloration a été obtenue; durée totale de la douche froide : 15 à 16 secondes.

Après la douche, on essuie simplement le sujet sans pratiquer de friction.

Température extérieure : 18°. Température de la salle : 17°.

Avant la douche, tempér. sub-linguale : 37,8;   P. 82.

Immédiatement après la douche. .   T. 37,7;   P. 72.

50 minutes après. . . . . T. 37,7;   P. 74.

2 heures après. . . . . T. 37,8;   P. 76.

3 heures après. . . . . T. 37,9 1/2; P. 74.

Pendant toute la durée de l'expérience, le sujet est resté au repos.

Cette expérience prouve que la réaction spontanée, à la suite d'une douche écossaise administrée de telle

celles de Fleury, qui prétendait que « si l'enveloppement est suivi « d'une application assez longue pour abaisser la température « animale au-dessous de son chiffre primitif, la réaction devient « nécessaire, mais elle est beaucoup plus difficile et plus tardive « qu'après une application froide non précédée de sudation, que « celle-ci ait été provoquée par l'étude sèche, par l'enveloppement « humide ou par l'enveloppement sec. (Fleury, p. 161). »

façon que l'application froide abaisse la température du corps au-dessous de son chiffre physiologique, la réaction spontanée, disons-nous, se produit très rapidement, tout en étant moins puissante. Elle est, en effet, moins puissante que s'il s'était agi d'une simple douche froide sans application chaude préalable, puisque, à durée égale (dix secondes par exemple), nous avons obtenu dans ce dernier cas une hypothermie de 4 à 6 dixièmes de degré (voir les expériences I, II, III, PREMIÈRE PARTIE, p. 9 et 10), tandis que nous n'avons eu ici qu'un dixième de degré d'abaissement de la température. Mais, en revanche, la réaction est beaucoup plus rapide, puisque, avec un même abaissement d'un dixième de degré, la température est revenue en moins de deux heures à son chiffre normal, tandis qu'à la suite d'une simple application froide (voir Expér. V et IX) l'ascension thermique a été plus longue à se faire.

Cette douche écossaise mérite bien le nom de *récul-sive et tonique* sous lequel nous la caractérisons. Nous n'insistons pas sur son action *réculsive*, qui est suffisamment évidente, puisque, avant de chercher à provoquer l'abaissement de la température, la première condition est d'obtenir avec l'eau froide la teinte rouge vif, caractéristique du summum de l'afflux sanguin vers la peau. Elle devient ensuite éminemment *tonique*, en raison de l'hypothermie que l'on détermine par l'application froide suffisamment prolongée, hypothermie qui force l'économie à produire de la chaleur et qui amène une réno-vation moléculaire dans tous les organes : le mécanisme en vertu duquel se développent, dans ces circonstances, les effets toniques et reconstituants, est identique à celui qui se produit à la suite de la simple douche froide sans application chaude préalable, et nous ne pouvons que renvoyer, à ce sujet, au chapitre II de la première partie de ces *Etudes*.

CHAPITRE III

INDICATIONS DE LA DOUCHE ÉCOSSAISE RÉVULSIVE ET DE LA DOUCHE ÉCOSSAISE RÉVULSIVE ET TONIQUE

Les développements sur lesquels nous venons de nous étendre, au sujet de ces deux variétés de douches, ont déjà permis d'entrevoir les indications spéciales qui leur sont réservées. Mais, auparavant, rappelons en quelques mots le *modus faciendi* qui préside à ces deux procédés.

Dans la douche écossaise *révulsive* proprement dite, la température de la douche chaude sera très rapidement élevée de 35° à 40°, 45°, 50° et même 55°, suivant la tolérance des sujets. Après un temps variable, de trois à cinq minutes, d'autant plus court que la température sera plus chaude, et nécessaire pour obtenir une teinte rouge sombre de la peau, on fera succéder sans transition une douche très froide. Cette application froide, *très courte*, ne sera administrée que juste le temps nécessaire pour transformer la teinte rouge sombre de tout à l'heure en une teinte rouge vif écarlate, du tégument cutané : aussitôt que cette dernière rubéfaction aura été produite, on cessera l'application froide.

Dans la douche écossaise *révulsive et tonique*, le manuel opératoire sera exactement le même. Seulement, lorsque, avec la douche froide consécutive, on aura obtenu la seconde teinte rouge vif caractéristique, on prolongera cette même application froide d'une durée suffisante (de cinq à quinze secondes, et même davantage) pour déterminer une réfrigération du corps.

La *douche écossaise révulsive* proprement dite, c'est-à-dire celle qui ne provoque aucune réfrigération de l'économie, sera indiquée dans les cas où il s'agira de produire une action dérivative et analgésique puissante, et où l'on voudra en même temps éviter l'action nocive du froid sur le système nerveux : scléroses de la moelle au début, douleurs constrictives et fulgurantes de l'ataxie locomotrice, irritation spinale, névralgies diverses, myalgies, névro-myalgies, dermalgie, gastralgie. Nous en dirons autant de certaines manifestations douloureuses du rhumatisme subaigu du côté des muscles ou des articulations, quand il s'agira avant tout de combattre le symptôme local et l'élément douleur.

La *douche écossaise révulsive et tonique* reste indiquée dans toutes les affections (et ce sont les plus nombreuses) qui réclament une action dérivative et analgésique, en même temps qu'une stimulation des fonctions de calorification.

L'abaissement très minime de la température animale que détermine cette douche et la rapidité de la réaction consécutive font de ce procédé une ressource thérapeutique qui rend les plus grands services dans le traitement de la diathèse rhumatismale et de la diathèse goutteuse. C'est également celui qui conviendra aux malades infirmes ou paralytiques, incapables d'une réaction spontanée.

La très légère réfrigération imposée à l'économie, mais suffisante néanmoins pour être le point de départ d'une rénovation moléculaire des tissus, rendra la *douche écossaise révulsive et tonique* indiquée dans les inflammations chroniques confirmées de la moelle épinière, lorsqu'on ne voudra pas soumettre d'emblée les sujets à l'action résolutive de la douche froide très courte.

Chez certains sujets chloro-anémiques très faibles, ce moyen sera avantageusement employé, car il permettra de provoquer chez eux, tout en soustrayant une très petite quantité de calorique, une action tonique suffisante, en même temps qu'il excitera vigoureusement les nerfs de la sensibilité cutanée par suite du contraste des deux températures.

CHAPITRE IV

DE LA DOUBLE DOUCHE ÉCOSSAISE

Il existe un certain nombre de malades très excitables chez lesquels une température supérieure à 38° ou 40° détermine quelquefois des phénomènes d'excitation plus ou moins intenses. Il en résulte que, pour obtenir chez ces sujets des effets révulsifs suffisamment accentués, il faudrait prolonger d'une façon immodérée l'application d'eau chaude, et encore, dans ces conditions, on n'arriverait qu'à des résultats très limités.

Il existe également une autre variété de malades qui, malgré des températures suffisamment élevées (45°), éprouvent, par suite de prédispositions individuelles, une grande difficulté à rougir sous l'influence de l'eau chaude.

C'est pour remédier à ces différents désavantages que nous conseillons d'employer, dans ces circonstances, la *double douche écossaise*. Voici comment nous l'administrons :

On donne d'abord une première douche écossaise dont la température de l'eau chaude varie entre 35° et 45°, et la durée d'une minute et demie à deux minutes ; l'application chaude est suivie d'une douche froide très courte (de trois à six secondes). Puis, on recommence à administrer la douche à la même température que la première fois, et pendant la même durée ; on fait suivre d'une nouvelle douche froide, dont la durée varie, cette fois-ci, avec les effets simplement révulsifs, ou à la fois révulsifs et toniques que l'on veut produire (1).

Voici les phénomènes objectifs que l'on constate pendant l'administration de cette double douche écossaise : pendant la première application chaude il se produit une très légère rubéfaction de la peau : quelquefois même, elle n'est pas appréciable. Lorsqu'on donne la première douche froide, on voit alors une légère teinte rouge vif envahir le tégument cutané. Sous l'influence de la seconde douche chaude, cette teinte rouge va s'accentuer de plus en plus ; et, lorsque arrivera sur le corps la seconde douche d'eau froide, cette rubéfaction parviendra à toute son apogée et présentera alors une teinte extrêmement vive.

Au point de vue des impressions subjectives éprouvées par le malade, celui-ci ressent, pendant l'application de la seconde douche chaude, une chaleur bien plus considérable que lors de la première douche chaude, bien que, cependant, la température de l'eau soit exactement la même. De plus, au moment où commence la seconde douche froide, l'impression de froid et le fris-

____

(1) Il ne faut pas confondre cette *double douche écossaise* avec la douche alternative, dans laquelle on fait succéder plusieurs fois de suite, et pendant un temps égal, alternativement, une douche chaude et une douche froide.

sonnement habituel sont très atténués et bien moins désagréables qu'au moment de la première douche froide.

Cette *double douche écossaise*, dont la durée totale ne dépasse pas la durée habituelle de la simple douche écossaise, présente les avantages suivants. Elle produit une révulsion extrêmement accentuée, et bien plus intense que si l'on se contente d'une seule douche écossaise : la paralysie préalable des vaso-dilatateurs sous l'influence de la première douche froide rend l'action de la seconde douche chaude, ainsi que celle de la seconde application froide, beaucoup plus efficaces; il semble que l'on assiste à une véritable sidération du système neuro-vasculaire, si on en juge par l'afflux considérable du sang qui se fait à la peau.

La révulsion sera d'autant plus forte que la température de l'eau aura été plus élevée; c'est pourquoi, chez les sujets qui peuvent supporter de hautes températures, on pourra élever l'eau chaude jusqu'à 48° et 50°, et même au-delà.

Ce procédé rend de très grands services chez les malades qui ne peuvent pas supporter de fortes températures, puisqu'il permet d'obtenir une révulsion très puissante avec une application chaude beaucoup moins élevée. Il nous est arrivé de produire avec la double douche écossaise à 40° ou 42°, des effets révulsifs aussi accentués qu'avec la simple douche écossaise à 46° ou 48°.

Chez les malades qui rougissent avec une certaine lenteur sous l'influence de l'eau chaude, la double douche écossaise permettra de provoquer la rubéfaction désirée avec beaucoup plus de certitude et dans un laps de temps qui ne dépassera pas la durée ordinaire de la simple douche écossaise.

CHAPITRE V

DOUCHE ÉCOSSAISE SÉDATIVE ET TONIQUE.

L'action sédative générale de l'hydrothérapie se manifestera toutes les fois qu'à l'aide d'un procédé approprié, on pourra rendre les phénomènes de réaction de plus en plus faibles, et de plus en plus lents à se produire. C'est ainsi que l'immersion dans une piscine froide, suffisamment prolongée pour ralentir la réaction dans des limites thérapeutiques, constitue un des moyens de sédation les plus puissants que l'on connaisse. Nous en dirons autant des affusions et des lotions froides, ainsi que du maillot humide fortement mouillé, qui offrent à la méthode sédative, d'excellentes ressources.

Mais il existe un grand nombre de malades qui, par suite d'une trop grande excitabilité morbide, ne peuvent supporter l'eau froide d'emblée; il en est chez lesquels la piscine froide, en raison du mouvement de concentration très prononcé qu'elle détermine, peut provoquer des vertiges, des accès d'oppression, des palpitations, et même réveiller certaines douleurs névralgiques ou musculaires : chez ces malades, lorsque la méthode sédative est indiquée, on est alors obligé d'avoir recours à d'autres procédés calmants, soit à des piscines tempérées, soit à des bains chauds prolongés.

Or, les effets sédatifs déterminés par ces deux derniers procédés, si incontestables qu'ils soient, ne sauraient jamais avoir la même valeur que ceux dans lesquels l'eau froide entre directement en jeu.

En effet, à la suite de l'immersion tempérée (de 26 à 30°) ou des bains chauds (30 à 35°) prolongés, il ne se produit aucun abaissement de la température, par conséquent aucun mouvement consécutif de calorification, et finalement aucune action tonique et reconstituante. Ces moyens hydriatriques ne pourront donc être employés longtemps, sous peine d'amener un état d'affaiblissement préjudiciable au malade.

En combinant, au contraire, d'une certaine façon la chaleur et le froid, on créera un procédé, auquel nous donnerons le nom de *douche écossaise sédative et tonique*, et qui constituera un moyen précieux toutes les fois qu'il s'agira d'employer la méthode sédative générale directe.

La forme sédative de la douche écossaise a déjà été décrite par M. Tartivel dans l'article *Douche* du Dictionnaire encyclopédique des sciences médicales (1), et nous en adoptons à peu près complètement le *modus faciendi.*

« La température de la douche sera lentement et progressivement élevée de 35 à 40 ou 42° centigrades, après une durée plus ou moins prolongée, on terminera par une douche froide à laquelle on n'arrivera qu'après avoir redescendu les degrés successifs de l'échelle des températures primitives. La durée ne doit guère dépasser

(1) P. 450.

quatre ou cinq minutes ». Nous ajouterons, cependant, qu'il ne faudra jamais élever la température chaude au delà de 42°, et que l'on devra cesser l'application de la douche aussitôt que l'on sera arrivé au terme final de la température froide; de plus, nous estimons que la durée de cette douche écossaise ne devra pas dépasser quatre minutes. On peut, du reste, décomposer la douche de la façon suivante : on élève d'abord l'eau chaude progressivement et lentement de 35 à 40 et 42°, pendant un temps qui varie entre trente secondes et une minute; puis, on reste à la température maxima pendant une minute et demie à deux minutes; enfin, on abaisse plus ou moins lentement jusqu'à l'eau froide, pendant une durée variant de trente secondes à une minute.

Cette douche est supportée avec la plus grande facilité, et la sensation de froid est considérablement atténuée par cette préparation graduellement descendante aux températures de plus en plus basses. Lorsque l'application est terminée, c'est à peine si on note une légère coloration rosée du tégument cutané.

Plusieurs expériences pratiquées sur la *douche écossaise sédative et tonique* nous ont toujours donné les mêmes résultats. Nous citerons les deux suivantes, à titre d'exemple :

1. La température est élevée progressivement et lentement de 35 à 42° pendant une minute; on douche à 42° pendant deux minutes; ensuite on abaisse lentement de 42 à 8° pendant une minute.

Après la douche, on essuie simplement le sujet, sans le

frictionner, de façon à laisser la réaction s'établir spontanément.

Température extérieure : 21°. Température de la salle 16°.

Avant la douche, tempér. sub-linguale : 37,9;   P. 66.

Immédiatement après la douche. .   T. 37,8;   P. 72.

20 minutes après. . . . .   T. 37,8;   P. 66.

1 heure après . . . .   T. 37,8;   P. 68.

1 heure 50 après . . . .   T. 37,8;   P. 72.

2 heures après. . . . .   T. 37,8;   P. 80.

Alternatives de repos et de marche pendant toute la durée
de l'expérience.

II. *Douche écossaise, sédative et tonique,*

Donnée exactement comme la précédente.

Température extérieure : 22°. Température de la salle : 19°.

Avant la douche, tempér. sub-linguale : 38°;   P. 68.

Immédiatement après la douche. .   T. 37,9;   P. 72.

25 minutes après. . . . .   T. 37,9;   P. 68.

1 heure après. . . . .   T. 37,6;   P. 60.

2 heures après. . . . .   T. 37,7;   P. 64.

Repos pendant toute la durée de l'expérience.

Ainsi que le prouvent ces expériences, il se produit,
sous l'influence de cette douche, un léger abaissement
de la température, qui la rend tonique et reconstituante
par suite du mouvement de calorification consécutif.
Mais il est facile, également, de se rendre compte que
ce mouvement de calorification se fait très lentement et
que la thermogénèse est très longue à s'opérer, puisque,
au bout de deux heures, la température animale n'était
pas encore remontée à son chiffre physiologique.

Ce ralentissement prononcé de la réaction physiolo—

gique fait donc du procédé que nous venons de décrire un moyen de sédation générale directe des plus évidents.

Pour nous résumer, nous dirons que la *douche écossaise sédative et tonique* convient très bien aux sujets chez lesquels il faut provoquer des effets immédiats de sédation générale, et qui, soit par pusillanimité, soit par suite d'un éréthisme nerveux excessif, ne peuvent supporter les immersions froides d'emblée. Assurément, cette douche est loin de posséder une action sédative aussi puissante que la piscine froide, mais on n'aura jamais à craindre, en l'employant, de réveiller certaines manifestations douloureuses locales, soit du côté du système nerveux périphérique, soit du côté du système musculaire, contre lesquelles il faut toujours se tenir en garde lorsqu'on a affaire à des tempéraments névropathiques prédisposés ou à des malades entachés du vice rhumatismal.

Enfin, la *douche écossaise sédative et tonique* rendra de grands services au début d'un traitement hydrothérapique, pour habituer certains sujets aux applications froides, et en particulier aux douches froides. Quelques malades, en effet, ne peuvent supporter la douche froide, même extrêmement courte; celle-ci produit chez eux des phénomènes d'excitation, des palpitations, de la suffocation. Or, dans ces cas, la douche écossaise, telle que nous la décrivons ici, sera un excellent procédé pour entraîner peu à peu les malades, et les préparer à la douche froide d'emblée.

CHAPITRE VI.

OBSERVATIONS CLINIQUES

Afin de fixer d'une façon plus nette les indications qui président à l'application des différentes variétés de douches écossaises que nous avons passées en revue, nous rapporterons les quelques observations suivantes :

OBSERVATION I.

Hyperhémie cérébro-méningée de nature arthritique. — Hémiplégie incomplète, accompagnée de secousses musculaires. — Traitement par les douches écossaises révulsives et toniques. — Amélioration considérable.

M. X..., 56 ans, est un eczémateux arthritique. Pendant de nombreuses années il a souffert de migraines, de douleurs de reins et de vessie, il a eu de la gravelle qui a nécessité plusieurs saisons à Contrexéville.

Il y a dix mois, à la suite de l'administration prolongée et à hautes doses de l'iodure de potassium, est survenu un eczéma légèrement humide des cuisses, de la poitrine et de la tête, dont il ne reste plus que quelques traces aujourd'hui.

Comme antécédent héréditaire, signalons des accidents cérébraux de nature congestive qui ont entraîné la mort du père de M. X...

Il y a 10 ans, M. X... a été atteint d'une hémiplégie gauche incomplète, accompagnée de fièvre, de délire, de raideur des membres paralysés, ainsi que de quelques convulsions du côté gauche. Ces accidents aigus ne durèrent que quelques jours: l'hémiplégie elle-même rétrocéda et finit par disparaître complètement.

Une seconde atteinte de paralysie incomplète du bras et de la jambe gauche, et de la moitié gauche de la face se montra il y a seize mois, mais cette fois les phénomènes ne s'accompagnèrent pas d'accidents aigus; la parésie s'installa sournoisement, peu à peu, et avec elle une raideur notable des membres paralysés ; en même temps ceux-ci étaient fréquemment agités par des secousses de courte durée : ces secousses apparurent d'abord au niveau des adducteurs du pouce, puis au bras, à la jambe, et enfin à la tête qui s'inclinait sur l'épaule par des mouvements brefs et saccadés.

M. X..., fut soumis à l'usage de l'iodure de potassium. Mais le malade en fit de lui-même un emploi tellement immodéré qu'il fut pris d'accidents d'iodisme ; en outre un eczéma se développa sur diverses parties du corps, de telle sorte qu'il fut obligé de suspendre la médication iodurée.

Cependant, les phénomènes morbides s'atténuèrent, la raideur tétaniforme disparut, la paralysie diminua un peu, et voici l'état actuel que présenta M. X..., au moment où il nous fut adressé à Divonne, état qui est resté stationnaire depuis neuf ou dix mois.

La faiblesse de tout le côté gauche est très accentuée. Le malade traîne la jambe à terre, et est obligé de se servir de deux cannes pour marcher.

L'asthénie musculaire est également notable du côté du bras gauche. M. X... porte avec peine le bras au-dessus de sa tête. Cependant, le dynamomètre n'accuse pas une grande différence : il n'y a qu'un écart de 6° à la pression, entre les deux membres supérieurs.

Le côté gauche de la face est légèrement effacé, notamment au niveau du sillon naso-génien; la commissure labiale est un peu abaissée. La langue est déviée à gauche. On note un très léger embarras de la parole, qui est quelquefois entrecoupée par une sorte de ronflement du voile du palais.

Il n'existe aucune raideur musculaire. Les réflexes tendineux sont normaux, peut-être un peu diminués à gauche. La sensibilité est intacte : nous noterons toutefois une sensation de froid absolument subjective au niveau des genoux, datant de plusieurs années.

Tout le côté gauche est atteint de secousses très brèves, survenant plusieurs fois dans la journée et dans la nuit. Souvent ces secousses ne se manifestent que dans un membre, ou seulement au niveau du cou. Elles apparaissent surtout lorsque M. X... subit une impression de fraîcheur, quand, par exemple, il appuie ses pieds sur le plancher, le matin en se levant ; quand il ouvre sa fenêtre et que l'air vif le saisit ; lorsqu'il se déshabille. Un froid intense ou une trop grande chaleur les favorisent ; il en est de même à la suite de frictions un peu fortes au niveau des membres. Ces secousses musculaires deviennent assez intenses dans les mouvements intentionnels ; quand il veut rouler une cigarette, il répand souvent le tabac sur le sol ; quand il veut casser un œuf à la coque, il lui arrive de le briser complètement. Ces secousses s'accompagnent fréquemment de mouvements fibrillaires des muscles du pouce. Tous les deux jours M. X... prend une infusion de thé en se couchant, et il a remarqué que ce procédé diminuait le nombre et l'intensité de ses spasmes musculaires.

L'état général est très bon.

M. X... est gros, un peu trapu, le cou légèrement congestionné.

Constipation habituelle ; le malade ne va à la selle que tous les deux ou trois jours : lorsqu'il reste longtemps constipé, il a remarqué que ses secousses musculaires devenaient plus fréquentes.

Rien à noter du côté du cœur et des poumons. Pas d'athérome des artères radiales.

La fonction urinaire est exagérée : sept à huit mictions abondantes dans les vingt-quatre heures. L'analyse des urines ne présente rien de bien particulier ; leur densité est un peu plus faible et les matières solides sont au-dessous du taux normal.

Le 6 juillet. — Je soumets M. X... à un massage de tout le côté gauche, après lequel le malade éprouve une certaine vigueur passagère. Mais deux heures après, le côté malade est envahi par des secousses musculaires du bras et de la jambe, revenant à de courts intervalles et qui ne cessent que dans la soirée après une ingestion d'une assez grande quantité de thé.

Renonçant désormais aux pratiques de massage, je commence, le 7 juillet, le traitement par les douches écossaises. Deux douches sont administrées chaque jour. Jusqu'au 13 juillet, je n'ai fait porter la douche que sur les membres inférieurs et la moitié inférieure du tronc. A partir du 13, j'ai administré la douche généralisée.

Partant d'une température initiale de 38°, j'arrivais rapidement à une température de 48°; puis, après avoir chauffé le malade pendant trois minutes, je faisais succéder un jet très froid de 8°, de courte durée, en insistant ensuite sur les pieds à la fin de la douche. De dix secondes au début du traitement, le jet froid a été prolongé peu à peu jusqu'à trente secondes.

Dès les trois ou quatre premières douches, l'influence révulsive et dérivative du procédé hydriatrique se fait sentir. M. X... n'éprouve plus que trois secousses musculaires dans la journée et autant dans la nuit ; de plus, elles sont beaucoup plus brèves et bien moins intenses. Il accuse plus de vigueur et plus de force dans les jambes. Une certaine moiteur apparaît sur le bras gauche, phénomène qui ne s'était pas produit depuis près de trois ans.

Le 12. — Les forces reviennent peu à peu dans la jambe gauche ; M. X... peut maintenant appuyer franchement la plante du pied sur le sol sans la faire traîner comme auparavant.

Le 14. — Après la douche, le malade peut marcher sans ses cannes, près d'une demi-heure.

Les secousses musculaires sont extrêmement rares et insignifiantes.

Une sensation de chaleur durable est apparue aux deux genoux. La moiteur que nous avons signalée au bras gauche se montre également au niveau de la moitié gauche de la face.

Le 21. — Les forces s'accentuent de plus en plus. M. X... peut lacer ses souliers, tenir son journal pendant un temps assez long, sans éprouver aucune secousse; les impressions de fraîcheur, en s'habillant ou en se déshabillant, n'ont plus aucune action sur lui.

Il peut, pendant les trois ou quatre heures qui suivent la douche, croiser ses jambes l'une sur l'autre avec la plus grande facilité. Lorsqu'il est sur une surface plane, une seule canne lui suffit; ce n'est que lorsque le sol devient incliné ou caillouteux, qu'il est obligé de se servir de ses deux cannes.

Enfin, l'embarras de la parole, que nous avons signalé, devient à peine appréciable.

Le 26. — M. X... ne se sert plus que d'une seule canne pour marcher, quel que soit le terrain sur lequel il se meuve; et même sous la galerie couverte, il peut marcher sans le secours d'aucune canne. Il peut également jouer au billard pendant plus d'une demi-heure, sans la moindre fatigue (1).

Jusqu'au 8 août, jour de son départ de Divonne, cette amélioration considérable s'est encore accrue.

Le dynanomètre accuse une augmentation de la force musculaire: main droite, 41; main gauche 42 (au lieu de 30 antérieurement). M. X... a maigri de 17 livres dans le courant de son traitement.

Depuis cette époque, l'amélioration s'est maintenue dans les mêmes proportions.

(1) Pendant une série de quatre douches, nous avons voulu substituer le jet brisé à la pluie horizontale mobile, mais nous avons dû y renoncer, car le jet réveillait chez notre malade quelques secousses musculaires.

B.   5

OBSERVATION II.

Rhumatisme articulaire chronique. — Douches écossaises révulsives.

Mlle X..., 43 ans, dont le père est mort d'une affection du foie et dont la mère est diabétique, a eu elle-même des coliques hépatiques il y a quelques années.

Depuis deux ans et demi, elle souffre d'un rhumatisme chronique généralisé. L'affection a débuté d'une façon subaiguë aux articulations du membre supérieur gauche, puis a envahi successivement les articulations des autres membres, ainsi que l'articulation occipito-vertébrale.

L'acuité des douleurs varie. Tantôt il y a des périodes de calme relatif, pendant lesquelles Mlle X... peut vaquer à ses occupations ; tantôt, au contraire, se montrent des périodes sub-aiguës qui s'accompagnent quelquefois de fièvre et obligent la malade à rester couchée.

Mlle X... a fait deux saisons à Aix-les-Bains, à la suite desquelles elle n'a constaté aucune amélioration.

1er Août. — *État actuel.* La malade est maigre, anémique. Souffle anémique à la pointe et au 1er temps.

Les articulations métacarpo-phalangiennes, ainsi que celles des premières phalanges, sont tuméfiées et douloureuses ; la tuméfaction est molle, sans rougeur bien intense de la peau. Pas de déformations.

Les articulations du corps et du poignet sont douloureuses aux mouvements provoqués.

Légers craquements dans l'articulation scapulo-humérale droite.

Les cous-de-pied sont gonflés et douloureux, surtout au niveau des malléoles. Le métatarse et le talon sont également douloureux.

Le genou droit est tuméfié. Pas d'hydarthrose. Légers frottements dans les mouvements d'extension.

Les articulations des cuisses n'ont jamais été atteintes.

La marche est douloureuse et fatigante. Le travail manuel est difficile, et quelquefois c'est à peine si Mlle X... peut écrire.

Les fonctions digestives s'opèrent bien.

Les urines sont chargées en urates, mais ne contiennent ni albumine, ni sucre.

Traitement. — Jusqu'au 12 août, je fais administrer, deux fois par jour, une douche à 42°, spécialement localisée au niveau des articulations malades pendant trois minutes, et immédiatement suivie d'une lotion rapide à l'éponge à l'eau froide. A 10° au début, l'eau froide a été progressivement abaissée à 7°.

A partir du 12 août, jusqu'au 3 septembre, je prescris la douche écossaise révulsive bi-quotidienne: Eau chaude, de 42 jusqu'à 45° pendant trois minutes ; eau froide, 8°, de deux secondes jusqu'à six secondes.

Dans le courant du traitement, j'ai remplacé pendant dix jours, la douche écossaise du matin par un bain de vapeur partiel (depuis 38° jusqu'à 44°) que je faisais suivre d'une douche froide extrêmement courte, appliquée suivant les mêmes principes que pour la douche écossaise, c'est-à-dire de façon à ne produire qu'un effet révulsif, sans réfrigération de l'organisme.

Pendant toute la première moitié de la cure, Mlle X .. a été un peu fatiguée par le traitement. Ses douleurs articulaires avaient moins de tendance à se déplacer, restaient plus fixes et plus intenses. A partir de la troisième semaine, au contraire, les manifestations articulaires deviennent moins douloureuses, et il se produit des périodes d'accalmie de plusieurs jours.

Le teint devient meilleur, légèrement coloré. Le souffle anémique disparaît.

Elle quitte Divonne dans cet état d'amélioration, qui persistait encore trois mois après son départ.

OBSERVATION III.

Accès d'entéralgie guéris par les douches écossaises révulsives.

M. X..., 35 ans, a eu, pendant plusieurs mois, des accès de fièvre intermittente. Depuis trois mois, les symptômes fébriles ont disparu, mais M. X... est affecté de douleurs abdominales, qui se montrent tantôt sous forme de coliques sourdes dans le bas-ventre, ne s'accompagnant ni de diarrhée ni de météorisme, tantôt sous forme de tranchées très douloureuses, véritables accès d'entéralgie.

L'appétit est diminué, le sommeil est moins bon, et ces douleurs ont une influence dépressive notable sur l'état général.

Je soumets M. X... à des douches écossaises révulsives locales (eau chaude, 45°, pendant trois minutes; eau froide, 8°, cinq secondes). Après un traitement de trois semaines, le malade est débarrassé complètement de son affection douloureuse.

Pendant les deux autres semaines, j'administre des douches froides très courtes (3 secondes) bi-quotidiennes, sous l'influence desquelles l'état général de M. X... devient des plus satisfaisants.

OBSERVATION IV.

Anémie. — Épistaxis abondantes. — Douches écossaises révulsives et toniques.

Mlle L..., 16 ans, bien réglée habituellement, est atteinte d'anémie légère: pâleur des téguments et des muqueuses, palpitations, oppression, souffle au 1er temps et à la base.

Depuis trois semaines, elle a tous les jours des épistaxis abondantes qui surviennent chaque fois qu'elle veut se moucher, au point que la malade en est arrivée à ne plus oser exécuter cette action. On ne constate dans les fosses nasales aucune trace de polype.

Je soumets Mlle X... aux douches écossaises révulsives et toniques administrées sur la moitié inférieure du corps seulement, et en insistant surtout sur les jambes et les pieds. La température de l'eau chaude est élevée à 42° pendant deux minutes; la douche froide à 8° appliquée pendant douze secondes.

Dès la première douche, la malade n'a plus qu'un seul saignement de nez dans la journée. Après la seconde douche, tout saignement a disparu.

Mlle L... continue l'hydrothérapie pendant quelques jours (douches écossaises généralisées).

Observation V.

Névralgie sous-occipitale. — Douches écossaises révulsives.

Mme B..., 20 ans, est atteinte d'un état chloro-anémique, accompagné de dysménorrhée, pour lequel je la soumets à l'hydrothérapie froide.

Pendant le cours de son traitement, Mme B... est prise d'un point de névralgie sous-occipitale à droite, irradiant dans toute la partie inférieure de la région cervicale droite.

La douche écossaise révulsive (eau chaude à 42°, deux minutes; eau froide de 8°, quatre secondes) appliquée au niveau de la région douloureuse fait disparaître la névralgie. Trois douches (deux le même jour et une le lendemain matin) ont suffi pour amener ce résultat. Mme B... peut, dès lors, reprendre sans discontinuer son traitement par l'eau froide.

Observation VI.

Hystérie. — Douches écossaises sédatives et toniques.

Mademoiselle X..., 16 ans; pas d'antécédents nerveux héréditaires. A eu la scarlatine il y a quelques années. Bien réglée habituellement.

Il y a dix-huit mois, la malade a été prise d'une paraplégie complète, dont l'invasion fut progressive, et qui disparut brusquement au bout de six semaines; toutefois, depuis cette époque, Mlle X.... a conservé dans la région lombaire une certaine faiblesse qui l'oblige à porter un corset assez serré.

Depuis la disparition de la paraplégie, Mlle X... est affectée de crises d'oppression qui surviennent sans fixité et sans cause appréciable. Quelquefois, plusieurs crises se montrent dans la même journée; d'autres fois, il y a des périodes d'accalmie de plusieurs jours. Ces crises sont plus ou moins longues, depuis quelques minutes jusqu'à une heure de durée et davantage; lorsqu'elles sont peu intenses, on note seulement une difficulté de la respiration accompagnée d'angoisse précordiale, mais sans palpitations. Lorsque ces crises sont plus violentes, elles se composent alors d'une série d'accès, pendant lesquels les mouvements respiratoires sont brefs et répétés, et s'accompagnent d'une plainte aiguë à chaque expiration : les yeux se ferment, la tête vacille, on note quelques mouvements convulsifs des membres, mais ces accidents ne s'accompagnent d'aucune perte de connaissance; après la crise il reste une céphalalgie frontale plus ou moins persistante.

Mlle X... est sujette à des accès de gastralgie, qui alternent quelquefois avec les crises d'oppression. Clous hystériques temporaux.

Léger état anémique.

Pas de trouble de la sensibilité, si ce n'est une zone hyperesthésique très limitée au niveau de la région inguino-crurale droite.

Avant de venir à Divonne, Mlle X... a fait une saison à Plombières, et a pris à Paris des douches écossaises : ces dernières se composaient d'une douche chaude suivie d'un jet tempéré; lorsqu'on faisait succéder un jet froid (14°), la malade était prise d'une toux nerveuse qui persistait pendant près d'une heure.

Traitement. — Je soumets Mlle X... à la douche écossaise

sédative et tonique bi-quotidienne. De 37° au début, l'eau chaude est élevée plus tard à 40°; quant à l'eau froide, abaissée jusqu'à 16° seulement au début, on arrive, à la suite d'une série de transitions, jusqu'à 8°, à la quinzième douche. La durée de chaque douche était de trois minutes et demie environ.

Après l'administration des sept premières douches, Mlle X .. fut prise de toux nerveuse, mais moins intense qu'à Paris. A partir de la huitième, la toux disparut pour toujours.

Du 9 au 27 juillet, Mlle X... est soumise aux douches écossaises sédatives et toniques. A partir du 27, afin d'obtenir des effets sédatifs plus puissants, je change la douche écossaise du soir en la piscine froide à 7°, en ayant soin, les premières fois, de faire administrer une douche chaude avant l'immersion. Plus tard, la malade se plonge d'emblée dans la piscine, et pratique ce procédé deux fois par jour, jusqu'à son départ de Divonne (16 août).

Ainsi qu'on le voit, la douche écossaise sédative et tonique a eu le grand avantage de créer chez Mlle X... une tolérance absolue pour l'eau très froide, résultat qui n'avait pu être obtenu jusqu'alors avec la douche écossaise telle qu'on la lui administrait à Paris (douche tempérée consécutive à une douche chaude).

J'ajouterai, en terminant, que sous l'influence du traitement, l'état de Mlle X... s'est notablement amélioré. Les crises d'oppression sont devenues moins fréquentes. Les douleurs gastralgiques, réveillées pendant quelques instants après les premières immersions, sont devenues très rares et insignifiantes. L'état général s'est également amélioré. Depuis cette époque, Mlle X... a pu continuer à Paris l'hydrothérapie exclusivement froide, dont elle retire les meilleurs effets.

OBSERVATION VII

Neurasthénie. — Douches écossaises sédatives et toniques.

M. X..., 32 ans, industriel, présentant quelques antécédents nerveux héréditaires du côté maternel, a joui d'une très-bonne santé jusqu'en 1883. Il y a trois ans, il eut la fièvre typhoïde, à la suite de laquelle se produisit une phlébite de la veine saphène droite, dont il reste encore quelques traces (léger empâtement douloureux du mollet).

Depuis cette époque, également, se sont développés des troubles dyspeptiques et de la dilatation de l'estomac. En même temps que ces symptômes, M. X... était atteint d'une faiblesse générale, d'une sorte d'épuisement nerveux malgré une vie sobre et régulière.

Depuis plusieurs mois cet état névropathique s'est considérablement accentué. Les insomnies sont très fréquentes et fatiguent beaucoup le malade. Celui-ci est souvent atteint d'excitation génésique, quoique le coït n'aboutisse qu'à une très légère sensation; prostatorrhée assez abondante, se montrant fréquemment dans la journée, sans aucune cause appréciable, par exemple quand le malade est assis et travaille.

Douleurs sous-occipitales. Serrements de tête au niveau des régions temporales, sensations douloureuses vagues le long de la colonne vertébrale. Fourmillements au niveau de la face dorsale des mains. Tous ces symptômes, purement subjectifs, se montrent d'une façon irrégulière, et ont une influence dépressive assez grande sur le moral de M. X...

L'appétit est conservé. Les digestions sont quelquefois difficiles et s'accompagnent de flatulences. Constipation habituelle.

Pas de palpitations. Pas de souffle cardiaque.

M. X... a fait à Paris de l'hydrothérapie froide, depuis plusieurs mois.

Le *traitement*, suivi pendant cinq semaines, a consisté au début en douches écossaises sédatives et toniques (42 degrés) biquotidiennes, la douche froide exclusive, même très courte, n'ayant pu être supportée par le malade chez lequel elle produisait des phénomènes d'excitation.

Après une série de douze douches écossaises, je transforme

l'opération du soir en une piscine froide (7 degrés) de courte durée et précédée d'une douche chaude. Le matin, on administre la douche écossaise.

Le résultat du traitement a été très satisfaisant. A partir de la seconde moitié de son séjour à Divonne, le sommeil est revenu peu à peu chez M. X...; les érections nocturnes ont disparu; les douleurs ne se sont pas montrées une seule fois. L'état général est excellent.

Observation VIII

Rhumatisme musculaire subaigu. — Douches écossaises révulsives.

M. B..., 43 ans, négociant, est atteint depuis assez longtemps d'un rhumatisme musculaire, dont les manifestations se montrent à l'état subaigu à intervalles irréguliers, et l'ont obligé à aller faire plusieurs saisons à Aix. La dernière atteinte remonte à deux mois et demi; la masse sacro-lombaire et les muscles de la nuque étaient envahis par le rhumatisme, qui empêcha pendant quinze jours M. B... de vaquer à ses occupations.

Depuis huit jours (0 septembre) nouvelle attaque de rhumatisme, qui se porte, cette fois, sur les muscles sus et sous-scapulaires et sur la partie supérieure du trapèze du côté droit. Ces muscles sont très douloureux, soit spontanément, soit à la pression; le malade est comme immobilisé, par suite des vives douleurs que provoque le moindre mouvement du tronc. L'articulation scapulo-humérale est complètement libre.

J'administre d'abord au malade deux douches de vapeur biquotidiennes, de dix à quinze minutes, localisées au niveau des parties douloureuses, et suivies immédiatement d'une douche froide (8 degrés) *très-courte*.

Après une série de dix douches, le malade se sent soulagé, mais l'amélioration ne me semble pas en rapport avec la puissance révulsive du procédé. C'est alors que se transforme la douche de vapeur en une douche écossaise révulsive locale administrée deux fois par jour (eau chaude, 50 degrés, trois minutes; eau froide, 8 degrés, cinq secondes).

Après cinq douches écossaises, toute douleur musculaire a complètement disparu. Le malade continue le traitement pendant quelques jours encore, par mesure de précaution.

OBSERVATION IX

Diathèse rhumatismale. — Douches écossaises révulsives et toniques.

M. J..., 40 ans, notaire, a eu, il y a trois ans, un rhumatisme articulaire généralisé à la suite duquel il est allé faire une saison thermale à Plombières.

L'année suivante, rhumatisme articulaire localisé aux épaules. Le malade se rend aux eaux d'Aix.

Depuis cette époque, M. X... ressent, aux changements de temps, des douleurs passagères dans les muscles des membres, au niveau des intercostaux et dans les poignets.

Traitement. — Douche écossaise révulsive et tonique bi-quotidienne. L'eau chaude est administrée pendant quatre minutes à une température de 48 degrés, et est immédiatement suivie d'une application froide à 8 degrés pendant douze secondes. Tous les deux jours, bain de vapeur à 40 degrés pendant quinze minutes, suivi d'une douche froide.

Pendant toute la durée du traitement, qui a été de trois semaines, le malade n'a éprouvé aucune douleur rhumatismale et a fait des marches journalières dans la montagne.

OBSERVATION X

**Raideur articulaire consécutive à une hydarthrose du genou gauche.
Doubles douches écossaises.**

M. D..., 29 ans, fit, il y a huit ans, une chute sur le genou gauche, à la suite de laquelle se développa une hydarthrose abondante et qui dura assez longtemps.

Depuis, toute trace d'épanchement a disparu, mais M. X...
a conservé une certaine gêne douloureuse des mouvements
de l'articulation, notamment dans les mouvements d'extension. La marche un peu exagérée devient de suite très pénible.
Il lui est impossible de faire de l'escrime. L'équitation ne le
fatigue pas.

Les douleurs articulaires s'accentuent quand le temps est
chargé d'humidité.

On ne constate pas de frottements au niveau de l'articulation.

Pendant trois semaines, je soumets M. D... : le matin, à un
bain de vapeur local à 50 degrés, de 10 à 15 minutes suivi d'une
douche froide en jet brisé à forte pression (8 degrés) de quinze
secondes de durée; le soir, à une *double douche écossaise* (eau
chaude, 50 degrés, pendant deux minutes à chaque fois; eau
froide 8 degrés, pendant vingt secondes). Chaque opération
du matin et du soir était suivie d'une application froide généralisée très courte.

Les résultats du traitement ont été complets. Depuis cette
époque (15 août), M. D... n'éprouve plus de gêne dans l'articulation; la marche ne le fatigue plus, et il peut chasser toute
une journée sans ressentir aucun symptôme douloureux.

OBSERVATION XI

**Congestion broncho-pulmonaire tuberculeuse. — Aménorrhée.
Doubles douches écossaises.**

Mlle X..., 22 ans, est envoyée à Divonne pour une anémie
profonde, qui s'est développée depuis quatre ans, à la suite
de grands chagrins de famille. Depuis cette époque, ses règles
ont disparu, et cette disparition a coïncidé avec des troubles
congestifs du côté du poumon droit.

Le teint est terreux, les muqueuses sont décolorées. La
malade a souvent des palpitations et des accès d'oppression.

Insomnies fréquentes. État mental porté à la mélancolie et très surexcitable.

Quelquefois, léger accès de fièvre le soir.

La malade tousse un peu le soir et le matin, mais sans expectoration.

L'auscultation de la poitrine révèle au niveau du sommet droit, en avant une diminution de la respiration, et en arrière une respiration saccadée ainsi que quelques râles sous-crépitants très fins dans l'expiration, limités à la fosse sus-scapulaire.

Pendant les premiers temps de son séjour à Divonne, alors qu'elle n'avait pas encore commencé le traitement, Mlle X... fut prise d'une poussée congestive de tout le tiers supérieur du poumon droit. Les râles sous-crépitants devinrent plus étendus en arrière ; la toux se montra plus fréquente ; en même temps une fièvre vespérale, variant de 38°,2 à 38°,5, s'allumait tous les soirs.

Dans le but de produire une dérivation favorable, je prescris des demi-douches écossaises révulsives à 45 degrés, sur la moitié inférieure du corps. Malgré une application de trois minutes à cette température, c'est à peine si la peau rougissait sous l'influence consécutive de l'eau froide.

J'ordonne alors la double douche écossaise, toujours sur la moitié inférieure du corps seulement. Eau chaude à 45 degrés, pendant une minute et demie chaque fois ; eau froide, 8 degrés, pendant cinq secondes. A l'aide de ce procédé, je pus obtenir la rubéfaction et la révulsion désirées. En même temps que je combattais la congestion pulmonaire par la méthode hydrothérapique, je faisais appliquer un large vésicatoire au niveau du tiers supérieur du poumon droit.

Au bout de dix jours, les parties congestionnées étaient perméables, et les signes stéthoscopiques étaient réduits, comme étendue, à ce que j'avais constaté à l'arrivée (obscurité du murmure vésiculaire dans le creux sous-claviculaire, râles sous-crépitants dans la fosse sous-scapulaire).

Je continue les doubles douches écossaises sur la moitié inférieure du corps en augmentant peu à peu la durée de l'application froide (douze secondes à la fin du traitement) de façon à obtenir des effets à la fois révulsifs et toniques.

Pendant deux mois et demi qu'a duré le séjour de Mlle X... à Divonne, les règles se sont montrées trois fois et à intervalles réguliers. A son départ, la lésion spécifique du sommet droit n'avait pas diminué, mais l'état général de la malade s'était sensiblement amélioré.

OBSERVATION XII

Troubles congestifs céphaliques d'origine arthritique.
Doubles douches écossaises.

M. X..., 35 ans. Antécédents arthritiques héréditaires. Est atteint lui-même de sable urique, d'hémorrhoïdes non procidentes qui saignent d'une façon pour ainsi dire périodique : lorsque l'hémorrhagie anale tarde à se produire, M. X... présente alors des symptômes de congestion laryngée et une aphonie plus ou moins complète. Dyspepsie flatulente; dilatation stomacale.

Depuis quelques mois, troubles nerveux céphaliques, d'origine congestive. Bourdonnements d'oreilles, tendance constante au sommeil, éblouissements, céphalée fronto-pariétale.

Le malade ne pouvant pas supporter de hautes températures, qui produisent chez lui des phénomènes d'excitation, je le soumets à la double douche écossaise bi-quotidienne, dont la température chaude n'est élevée qu'à 40 degrés pendant une minute et demie chaque fois, la durée de l'application froide consécutive étant de quinze secondes.

A la suite de chaque opération, on constatait une rougeur très vive du tégument cutané.

L'influence révulsive et tonique du procédé n'a pas tardé à se faire sentir. Après vingt-neuf jours de traitement, M. X... a éprouvé un amendement considérable de ses troubles morbides; la circulation s'est régularisée; depuis cette époque, le flux hémorrhoïdaire apparaît toujours à ses périodes fixes (tous les quinze ou vingt jours environ) et les symptômes céphaliques se sont notablement améliorés relativement à leur fréquence et à leur intensité.

OBSERVATION XIII

M. D..., 43 ans, notaire. *État nerveux sans lésion*, pour lequel le malade est allé plusieurs fois à Néris.

Avant de venir me consulter, M. D... fut soumis à la douche froide, qui produisit chez lui des phénomènes d'excitation tellement intenses qu'on dut y renoncer. C'est alors que je lui administrai la *douche écossaise sédative et tonique* (42 degrés) pendant quatre minutes.

Au bout de douze douches écossaises, M. D... était complètement accoutumé à l'eau froide, et je pus, dès lors, lui faire subir un traitement hydriatrique exclusivement froid (douches et piscines à 7 degrés) jusqu'à la fin de sa cure.

OBSERVATIONS XIV et XV

Je signalerai également les cas de deux frères, l'un âgé de 40 ans, l'autre de 48 ans, tous les deux atteints de *sclérose des cordons antéro-latéraux de la moelle*, la maladie remontant chez le premier à 9 ans, et chez le second à 8 mois.

Je me propose de relater plus tard, d'une façon complète, ces deux dernières observations (obs. XIV et XV), intéressantes à plus d'un titre. Pour le moment, je dirai seulement que ces deux malades furent soumis aux douches écossaises, administrées sur la colonne vertébrale, trois fois par jour : j'élevais l'eau chaude jusqu'à

50 degrés pendant trois minutes, et je faisais succéder sans transition une douche froide à 8 degrés, pendant douze secondes chez le premier malade, et cinq secondes chez le second.

Le traitement, continué pendant près d'un mois, n'a amené aucune rétrocession des symptômes; mais, dans tous les cas, depuis que les malades ont quitté Divonne (6 septembre), il y a un temps d'arrêt dans leur évolution, et la maladie, pour le moment, reste stationnaire.

TROISIÈME PARTIE

COMPLÉMENT A L'ÉTUDE DE L'HYDROTHÉRAPIE

*Note sur un cas de contracture de la jambe droite,
guérie par l'hydrothérapie et la gymnastique médicale
suédoise (Méthode de Ling).*

NOTE

SUR UN

CAS DE CONTRACTURE DE LA JAMBE DROITE

GUÉRIE PAR L'HYDROTHÉRAPIE ET LA GYMNASTIQUE MÉDICALE SUÉDOISE (Méthode de Ling).

Sous le nom de *gymnastique médicale suédoise*, on comprend plusieurs méthodes de gymnastique ayant pour but l'application scientifique et raisonnée de certains mouvements musculaires actifs et passifs au traitement d'un grand nombre de maladies.

La gymnastique curative peut se diviser en *mécanique* ou *manuelle*, suivant que l'on fait usage, ou non, d'un matériel approprié (1).

La gymnastique manuelle se compose, elle-même, de plusieurs systèmes dont le principal (Méthode de Ling) (2), a pour but de limiter la contraction musculaire à tel ou tel groupe de muscles. Les Dʳˢ Neumann (de Berlin) (3), Saetherberg (de Stockholm), M. Roth (de Londres) (4), se sont faits, depuis, les ardents propaga-

(1) Voir dans le *Dictionn. encyclop. des sciences médicales*, l'article que M. Dally a consacré à la GYMNASTIQUE CURATIVE.

(2) P.-H Ling (1777-1839). *Gymnastique sans appareils.* Stockholm, 1838.

(3) La *Gymnastique curative d'après le système de Ling et de ses élèves.* Berlin, 1853.

(4) *The prevention and cure of many chronic diseases by movements.*

teurs de cette méthode, qui a donné entre leurs mains les résultats les plus satisfaisants dans la guérison de certaines contractures, paralysies motrices, difformités, etc.

Nous venons d'obtenir, à l'aide de ce traitement, la guérison complète d'une contracture de la jambe qui avait résisté au massage et à l'électricité : en douze séances la gymnastique suédoise a amené une détente définitive. C'est ce qui nous a engagé à publier l'observation qui va suivre, persuadé que cette méthode pourra rendre les mêmes services à nos confrères, dans des cas analogues.

La gymnastique de Ling se compose, ainsi que nous l'avons dit, d'un certain nombre de mouvements dont la durée, le choix et l'intensité varient avec les différents cas. A ces mouvements on joint, dans quelques circonstances, des moyens mécaniques dont l'importance est secondaire.

Les différents mouvements se divisent en : 1° *Mouvements actifs*, c'est-à-dire ceux qui sont exécutés par le patient seul ou avec l'aide d'un assistant ; 2° *Mouvements passifs*, qui sont exécutés par l'assistant seulement sur le patient (mouvements articulaires provoqués, massage, frictions, pression, vibration, percussion, mouvement de scie, etc.); 3° *Mouvements contrariés*, par lesquels le patient résiste aux efforts de l'assistant, ou au contraire l'assistant résiste aux efforts du patient (1).

(1) Dans le cas d'une paralysie sans lésion que l'on veut traiter par la gymnastique suédoise, on comprend que les mouvements actifs et les mouvements contrariés sont impossibles à exécuter de la part du malade. Il faut alors se borner pendant quelque temps aux mouvements passifs; puis, plus tard, on engage le patient, pendant que l'on provoque sur lui certains mouvements articu-

L'observation de notre malade fera comprendre l'ensemble de ces mouvements, dans leur application pratique.

M. X..., 36 ans (1), ingénieur, a contracté en 1883, dans l'isthme de Panama, des accès de fièvre intermittente, dont l'intensité n'a fait qu'augmenter en 1884 et en 1885, par suite d'un séjour de six mois chaque année sous ce même climat. Les accès se montraient tous les quinze jours, sans stade de froid, mais avec des périodes de chaleur et de sueur considérables.

Depuis son retour en France, M. X... n'a eu qu'un seul accès, avec les trois stades caractéristiques ; mais il est arrivé à un degré extrême de cachexie palustre. Il y a deux mois il fut pris d'une crise de gastralgie qui dura six jours, et qui cessa brusquement pour faire place à une contracture de la jambe, qui rendit la marche extrêmement difficile, pour ne pas dire impossible. Le médecin traitant crut tout d'abord à une lésion inflammatoire au début, et appliqua des pointes de feu au ni-

laires, à concentrer sa volonté sur ces mêmes mouvements, à développer en un mot une véritable incitation motrice dans son cerveau, comme si celle-ci devait aboutir à un résultat. Avec de la patience de la part du malade et du médecin, on peut voir quelquefois, au bout d'un certain temps (plusieurs semaines sont nécessaires), quelques mouvements être esquissés par le malade au niveau du membre paralysé, sous l'influence de sa propre volonté. Dès lors, on pourra mettre en action les mouvements contrariés, et l'on verra peu à peu la motilité se développer, tant avec l'assistance du médecin qu'à la suite des efforts de résistance méthodiquement combinés, de la part du patient.

(1) Aucun antécédent nerveux personnel ou héréditaire ; mais M. X... a un fils de six ans atteint de crises d'épilepsie.

veau du triangle de Scarpa. Puis on soumit le malade à des bains de vapeur, à des sudations à l'alcool, au massage, sans aucun résultat. C'est alors qu'il fut envoyé à Divonne, où il arriva le 1er juillet.

Etat actuel. M. X... est dans un état d'anémie profonde; le teint est terreux, les muqueuses sont complétement décolorées, les sclérotiques bleuâtres, la faiblesse est extrème et est encore augmentée par de nombreux points douloureux erratiques et par une céphalée intermittente. L'anorexie est complète ; jusqu'à ces derniers jours, le malade n'a pu s'alimenter qu'avec un peu de viande crue et de lait.

La rate est un peu augmentée de volume. Pas de souffle cardiaque ni vasculaire.

Densité des urines : 1008; pas d'albumine.

Il existe une rétraction incomplète de la jambe droite sur la cuisse, et de la cuisse sur le bassin; de plus, le membre, dans son ensemble, présente une légère rotation en dedans. La marche, ainsi que nous l'avons déjà dit, est presque impossible; elle ne peut être opérée qu'avec des cannes ou des béquilles, et encore, au bout de quelques pas, le malade est extrèmement fatigué; pour y parvenir, M. X... est obligé de s'incliner en avant et sur le côté droit, ce qui produit de ce côté une incurvation très pénible de tout le tronc.

Il n'existe aucun point de névralgie sciatique, ni aucune douleur articulaire soit dans l'articulation coxofémorale, soit dans celle du genou. Dans ces deux jointures, les mouvements provoqués peuvent être assez facilement opérés; quant aux mouvements spontanés, ils peuvent être également exécutés, excepté toutefois le mouvement d'extension de la jambe sur la cuisse qu'il est impossible au malade de réaliser dans son entier.

Les muscles ne présentent aucune raideur, ni aucune dureté appréciable, ce qui fait qu'il est difficile de préciser exactement quel est le muscle ou le groupe musculaire qui entre directement en jeu dans la production de cette rétraction du membre. Le mollet droit est légèrement atrophié.

Les réflexes tendineux sont normaux. Il n'existe aucune trace d'anesthésie cutanée. Pas de perte du sens musculaire.

Lorsque le malade est au lit, il ressent, de temps en temps, des secousses dans les deux jambes, comparables à des secousses électriques, qui irradient des genoux aux pieds et qui amènent quelquefois un véritable soubresaut des membres.

Du 1er juillet jusqu'au 5 août, je soumets le malade à la douche froide (8 degrés) bi-quotidienne généralisée, de 20 à 45 secondes, à une série de sudations à l'alcool, suivies d'application froide, à des douches locales de courte durée sur la colonne vertébrale, sur la rate, et sur le membre contracturé.

En même temps, je pratique tous les matins l'électrisation du membre malade. Pendant dix-neuf séances, j'emploie l'électricité continue (10 à 15 milliampères pendant cinq minutes, en voltaïsation longitudinale centripète ou en courants descendants sur la moelle). N'ayant obtenu aucun résultat très appréciable, je m'adresse ensuite à l'électricité d'induction, que j'emploie, pendant douze séances, avec des courants *extrêmement faibles*, de quelques minutes de durée seulement, et dans le but d'agir plus spécialement sur les muscles antagonistes.

Sous l'influence du traitement hydrothérapique, l'état général s'est un peu remonté. La face est légèrement colorée ; l'intelligence devient plus vive· l'appétit, sans être encore accentué, commence cependant à se réveiller, et le malade peut absorber dans sa journée deux bouillons à la poudre de viande, un œuf et un peu de viande grillée ; il trouve même un certain plaisir à fumer sa pipe, qu'il avait abandonnée depuis longtemps.

Quant à l'état local, on constate également une légère amélioration. M. X... peut, en marchant, appuyer à terre la plante du pied presque tout entière, ce qu'il ne pouvait faire à son arrivée ici. De plus, une seule béquille ou seule canne lui suffit pour marcher ; il peut même exécuter quelques pas sans l'aide d'aucune canne. Enfin, la corde musculaire, toute subjective, qu'il ressentait au niveau du jarret, s'est un peu relâchée, car les mouvements d'extension de la jambe sur la cuisse sont moins difficiles à opérer.

Si l'électricité ne nous donna pas, au point de vue de la détente musculaire, des résultats bien notables, elle nous permit du moins, dès les premières séances d'électrisation faradique, de préciser le siège anatomique de la lésion et de faire, pour ainsi dire, le diagnostic topographique du muscle contracturé.

En effet, le courant induit dont nous nous servions était d'une énergie *extrêmement faible*, et ne provoquait aucun phénomène de contraction musculaire sur les différentes parties du membre malade, excepté toutefois au niveau du *muscle droit interne*. Lorsqu'on appliquait les rhéophores sur la zone correspondant au droit interne, on voyait aussitôt le tendon de ce muscle se tendre comme une véritable corde, parfaitement appréciable, et d'autant plus nette que les tendons du demi-membraneux et du demi-tendineux restaient, à côté, dans un état de relâchement complet. Comme corollaire de l'expérience, le même courant électrique, appliqué au niveau du droit interne du membre gauche, sain, ne déterminait aucune contraction de ce muscle.

Il était donc évident que la contracture siégeait dans le *muscle droit interne*, qui, par suite de son hyperexcitabilité morbide, réagissait sous l'influence d'une excitation électrique extrêmement faible, alors que celle-ci était incapable de produire des phénomènes de contraction sur les muscles sains du voisinage.

Muni de ces données anatomiques précises, j'institue à partir du 5 *juillet* le traitement par la GYMNASTIQUE MÉDICALE SUÉDOISE. Les mouvements sont répartis de la façon suivante :

1er *temps*. — Pendant 5 minutes, et pour préparer le malade, je pratique lentement et avec douceur des mouvements alternatifs de flexion et d'extension de la jambe sur la cuisse, ainsi que des mouvements d'adduction et d'abduction de la cuisse, mouvements à la fois passifs et actifs, en ce sens qu'ils sont produits par l'opérateur avec l'aide du patient lui-même.

2e *temps*. — Puis, je passe aux mouvements contrariés. Pendant 3 minutes, je provoque une série l'ex-

tensions de la jambe sur la cuisse, tandis que j'engage
le malade à me résister vigoureusement par des efforts
de flexion de sa jambe sur sa cuisse. Pendant 2 minutes,
je provoque les mouvements opposés, c'est-à-dire que je
pratique une série de flexions, pendant que le patient
résiste énergiquement à ces mouvements par des efforts
d'extension de la jambe sur la cuisse.

3° temps. — Pendant 3 minutes, je provoque des
mouvements d'abduction de tout le membre (celui-ci
étant dans l'extension), tandis que le malade cherche
à me résister par des efforts d'adduction. Pendant
2 minutes, mouvements opposés, c'est-à-dire adduction
provoquée de ma part, alors que le patient me résiste
par des efforts d'abduction.

4° temps. — Pendant 5 minutes, je répète ces mouvements du 3° temps, mais, cette fois-ci, d'une façon alternative, et le membre étant en flexion complète.

5° temps. — Pendant 3 minutes, le membre étant toujours maintenu en flexion complète, je provoque alternativement des mouvements contrariés de rotation en
dehors et de rotation en dedans ; c'est-à-dire que, pendant que je produis la rotation en dehors, le malade me
résiste à l'aide d'efforts de rotation en dedans, et inversement.

6° temps. — Enfin, pour terminer, je pratique, pendant 3 ou 4 minutes, quelques mouvements à la fois
passifs et actifs, portant alternativement sur la flexion,
l'extension de la jambe et du pied, ainsi que sur la
flexion, l'extension, l'adduction, l'abduction et la cir-
cumduction de la cuisse, et qui n'ont pour but que de

donner un peu de souplesse aux différents groupes musculaires du membre tout entier.

La durée totale de la séance est de 25 minutes environ.

Nous avions soin de pratiquer les mouvements contrariés lentement, d'une façon continue et sans secousse. Relativement à la durée des efforts de résistance de la part du malade, nous l'engagions, pour chacun de ces mouvements, à relâcher de temps en temps ses muscles contractés, afin de nous permettre d'arriver, par une série de détentes successives, au but terminal du mouvement que nous cherchions à provoquer.

Il était remarquable de constater combien était grande la puissance contractile développée sur le sujet par les mouvements contrariés. Dans les mouvements où le muscle *droit interne* entrait en jeu, pour résister à nos efforts antagonistes, notamment dans les mouvements d'extension de la jambe, d'abduction et de rotation en dehors provoqués par nous, on pouvait voir ce muscle agité par une série de contractions fibrillaires.

Pendant douze jours, nous avons pratiqué, tous les matins, une séance de gymnastique semblable à celle que nous venons de décrire (1). Dès la cinquième séance, l'amélioration locale a commencé à se faire sentir d'une façon très nette : M. X... se redresse beaucoup mieux en marchant ; la fatigue est bien moins grande ; la plante du pied repose facilement à terre, mais la pointe reste toujours en dedans : il se produit, de plus, chez le

(1) Inutile de dire que, pendant tout ce temps, il n'a été pratiqué aucune séance d'électrisation.

malade, un travail spécial, avant-coureur de la guérison, car celui-ci ressent fréquemment, et en particulier lorsqu'il est couché, des phénomènes subjectifs, qu'il caractérise d' « inquiétudes » dans les deux jambes et dans la région lombaire.

Après la douzième séance, la détente du muscle contracturé est complète : le malade se tient absolument droit en marchant, sans l'aide d'aucune canne ; il ne reste qu'un peu de paresse musculaire dans les deux jambes, par suite de la longue inaction dans laquelle elles étaient restées, et un léger degré de fatigue générale, après une marche un peu trop longue. Quelques bains de vapeur partiels suivis d'application froide suffisent pour rendre de la vigueur au système musculaire (1).

Inutile d'ajouter que, en même temps que se produisait l'amélioration de la lésion locale, l'état général se remontait de jour en jour, et quand M. X... quitta Divonne, le 26 août, l'appétit était déjà complètement revenu, et en douze jours, le poids du corps avait augmenté de 7 livres.

Depuis ce temps, la guérison est devenue un fait définitif ; nous avons eu l'occasion de revoir M. X..., le

---

(1) A partir de ce moment, tous les muscles des deux membres inférieurs réagissent sous l'influence d'un courant faradique extrêmement faible ; d'où il résulte que leur absence de réaction électrique tenait à l'inertie fonctionnelle dans laquelle ils étaient plongés depuis longtemps. Toutefois, le muscle droit interne du membre droit se contracte plus énergiquement que les autres muscles.

18 novembre dernier, et sa santé ne laisse absolument
rien à désirer (1).

(1) Aussitôt après son départ de Divonne, M. X... a vu de véritables troubles trophiques se développer au niveau de la plante
des deux pieds, sous forme d'éruption vésiculeuse, affectant une
disposition régulière et symétrique, et se montrant par poussées
successives. Les vésicules correspondaient exactement au trajet du
nerf plantaire interne et des nerfs collatéraux plantaires internes.
La durée totale de cette éruption critique a été d'un mois environ.

TABLE DES MATIÈRES

INTRODUCTION.. I

PREMIÈRE PARTIE

De la douche froide très courte.

CHAPITRE PREMIER. — De l'hypothermie produite par la
douche froide très courte, et des effets de la friction
consécutive............. 5

CHAPITRE II. — Déductions thérapeutiques........ 21

CHAPITRE III. — Conclusions............................ . 28

DEUXIÈME PARTIE

De la douche écossaise.

CHAPITRE PREMIER. — Douche écossaise révulsivo......... 39

CHAPITRE II. — Douche écossaise révulsive et tonique........ 44

CHAPITRE III. — Indications de la *douche écossaise révulsive*
et de la *douche écossaise révulsive et tonique*........ 49

CHAPITRE IV. — De la double douche écossaise............ 52

CHAPITRE V. — Douche écossaise sédative et tonique.......... 58

CHAPITRE VI. — Observations cliniques.................... 61

TROISIÈME PARTIE

Complément à l'étude de l'hydrothérapie.

NOTE sur un cas de contracture de la jambe droite, guérie par
l'hydrothérapie et la gymnastique médicale suédoise
(Méthode de Ling).. 80

Paris. — Typ A. PARENT, A. DAVY, succ., imp. de la Faculté de médecine,
52, rue Madame et rue Corneille, 3

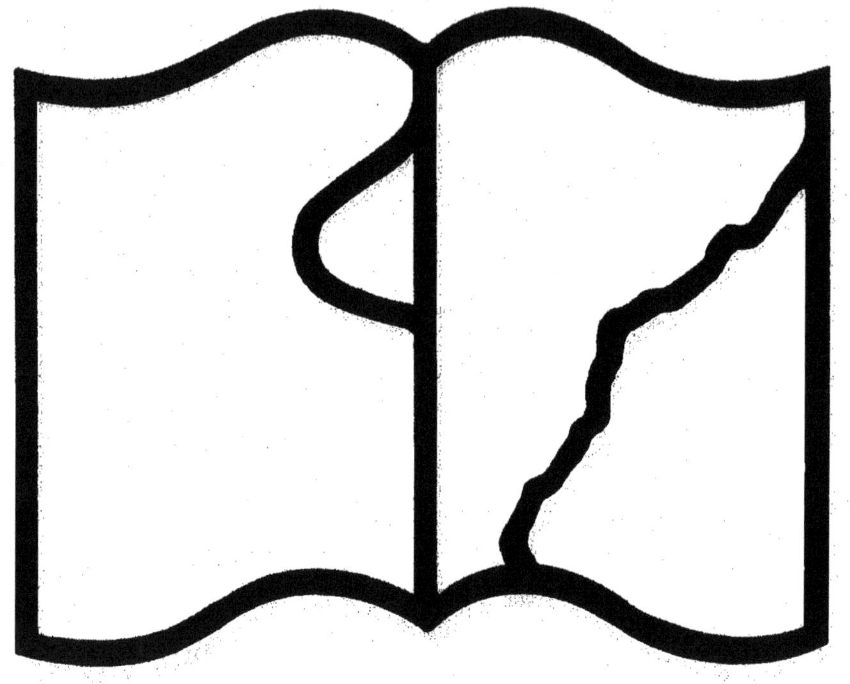

Texte détérioré — reliure défectueuse

NF Z 43-120-11

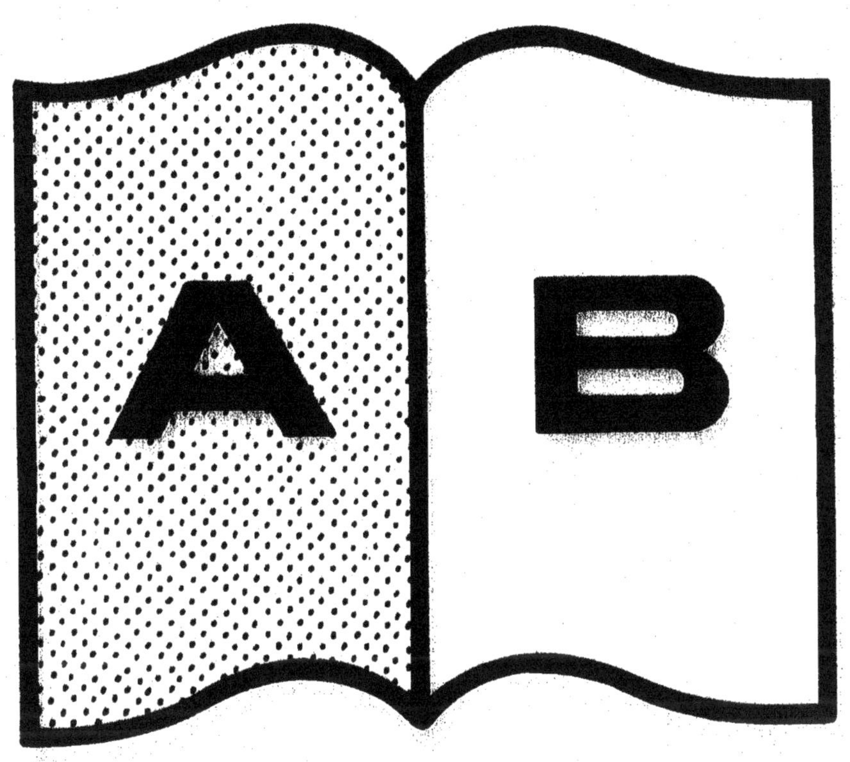

Contraste insuffisant

NF Z 43-120-14